Higiene en comedores escolares

Higiene en comedores escolares

Mercedes Fernández Correas
Sara Jiménez Jiménez
Silvia López García

Paraninfo | ESPECIALIDADES FORMATIVAS

Paraninfo

© Autoras: Mercedes Fernández Correas, Sara Jiménez Jiménez
        y Silvia López García

© Ediciones Paraninfo, SA, 2025
  1.ª edición, 2025

C/ Sierra de Guadarrama 35. Naves 2, 3, 4 y 5
Pol. Ind. San Fernando II,
28830 San Fernando de Henares
Teléfono: 914 463 350
clientes@paraninfo.es / www.paraninfo.es

Producción: Nacho Cabal Ramos
Diseño y maquetación: Ediciones Nobel, S.A.

Impreso en España
Liberdigital (Casarrubuelos, Madrid)

ISBN: 978-84-283-6765-3
Depósito legal: M-2803-2025

(30.040)

La editorial recomienda que el alumnado realice las actividades sobre el cuaderno y no sobre el libro.

El presente libro desarrolla el Módulo Formativo de **Higiene en Comedores Escolares (INAD067PO),** con una duración de 30 horas. Pertenece a la familia profesional de Industrias Alimentarias, y está asociado al área profesional de Alimentos Diversos.

La estructura organizativa de sus contenidos corresponde fielmente a la establecida por la normativa vigente y más concretamente a los contenidos del Módulo Formativo de **Higiene en Comedores Escolares.**

Las unidades del libro se acompañan de multitud de **recursos didácticos** que ayudarán a la mejor comprensión de la materia de estudio:

- Desarrollo del currículo oficial.
- Lenguaje claro y sencillo que favorece la comprensión.
- Explicaciones exhaustivas y rigurosas, pero también amenas y asequibles.
- Gran cantidad de fotografías y tablas explicativas.
- Glosario con los términos más relevantes para facilitar su consulta.
- Actividades de aplicación intercaladas con la teoría.
- Actividades finales de comprobación de tipo test y actividades de aplicación en todas las unidades.

Este libro cuenta con el **solucionario** de las actividades incluidas en el libro al que puede accederse previo registro, desde la ficha web de este libro en www.paraninfo.es.

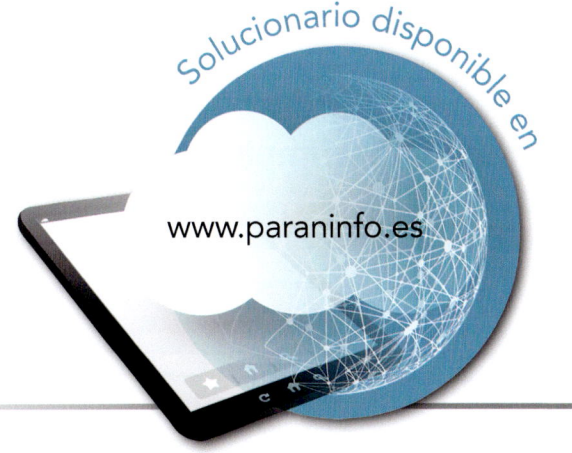

Solucionario disponible en

www.paraninfo.es

Contenido

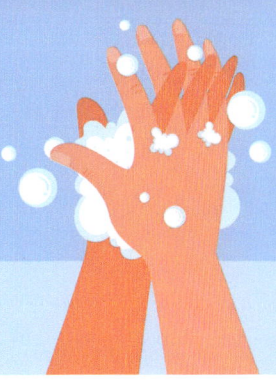

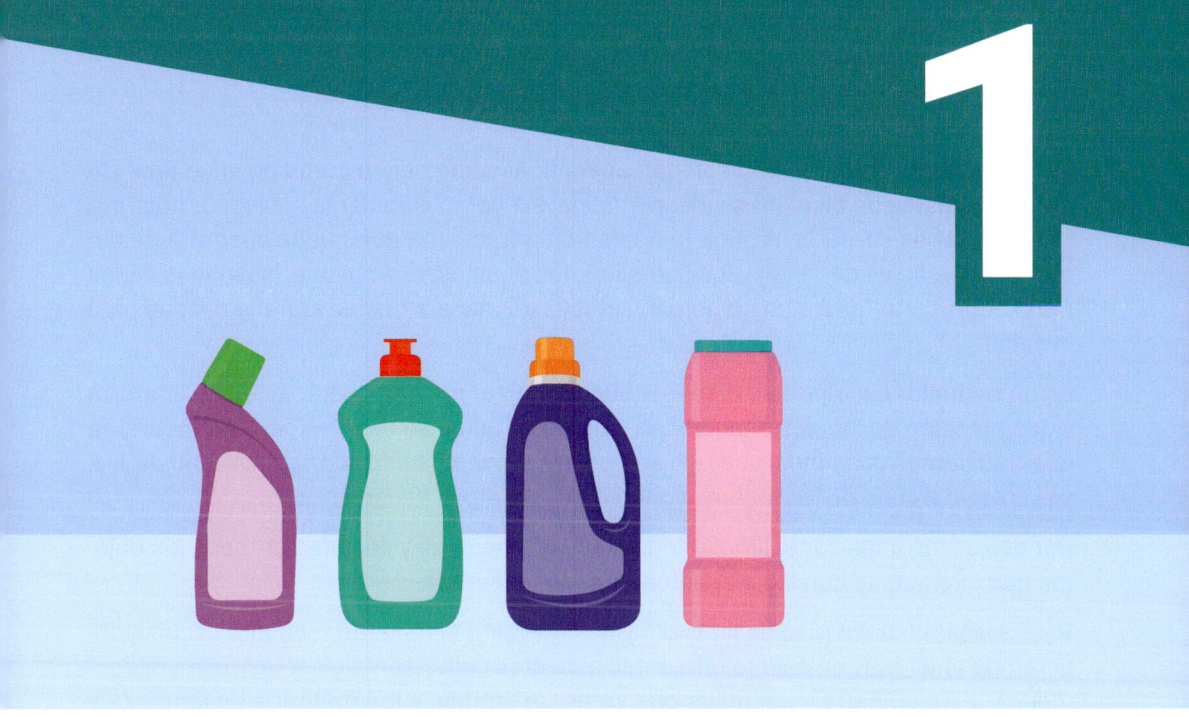

1

Programa de limpieza y desinfección

Contenido

La limpieza y la desinfección son dos operaciones que tienen como objetivo final eliminar los restos de alimentos y desperdicios, así como eliminar la suciedad. Además, también tienen como fin reducir la población microbiana que pueda encontrarse sobre las superficies de trabajo, los utensilios, los equipos, el ambiente, las manos de los trabajadores, etc., hasta un número aceptable, de manera que no entrañe riesgos para la salud.

En un comedor escolar es indispensable garantizar que las operaciones de limpieza y desinfección de locales, maquinaria, equipos y útiles se realicen correctamente, ya que trabajamos con niños, una población muy susceptible de contraer enfermedades, y el colegio es uno de los lugares donde más contagios tienen lugar.

Por eso es tan importante limpiar todas las instalaciones y desinfectar todos los objetos que interactúan con los alimentos y con los menores.

Para aplicar un buen plan de limpieza y desinfección en nuestro comedor escolar, deberemos tener muy en cuenta diferentes aspectos como son: definir las zonas del comedor, la maquinaria y los útiles que vamos a limpiar, y los métodos de limpieza y desinfección que vamos a aplicar, es decir, cómo vamos a limpiar.

Deberemos, también, definir claramente cuáles van a ser los productos que utilizaremos en esa limpieza y desinfección para que estas sean eficaces y qué utensilios vamos a emplear.

Por último, designaremos a una persona responsable de este plan y decidiremos cuáles serán los métodos de verificación del plan para comprobar que este ha sido aplicado de manera correcta.

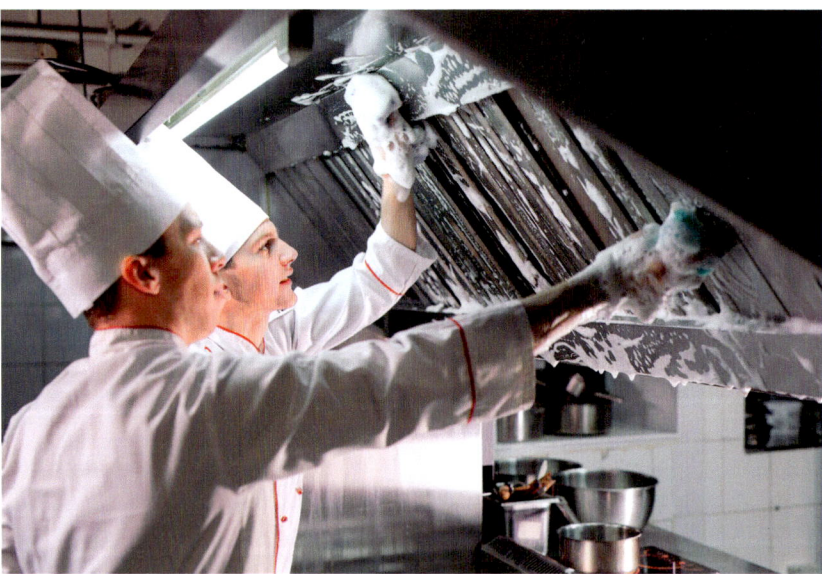

Figura 1.1. Limpieza en una cocina industrial.

El procedimiento de ejecución que debemos seguir es el siguiente:

1. Describiremos las zonas del comedor escolar según el grado de suciedad. Estas zonas se van a delimitar sobre plano y con distintos colores.

2. Clasificaremos y delimitaremos la maquinaria y útiles según el grado de suciedad.

3. Describiremos los aparatos o materiales utilizados para la ejecución de las tareas de limpieza y desinfección.

4. Haremos referencia a los tipos de productos, fichas técnicas y dosis de los productos empleados.

5. Describiremos de manera detallada los métodos de limpieza y desinfección por zonas.

6. Designaremos a la persona responsable de la limpieza y desinfección, así como los tiempos y tareas que deben realizarse.

7. Verificaremos mediante controles en superficies y análisis microbiológicos que el plan está siendo el adecuado.

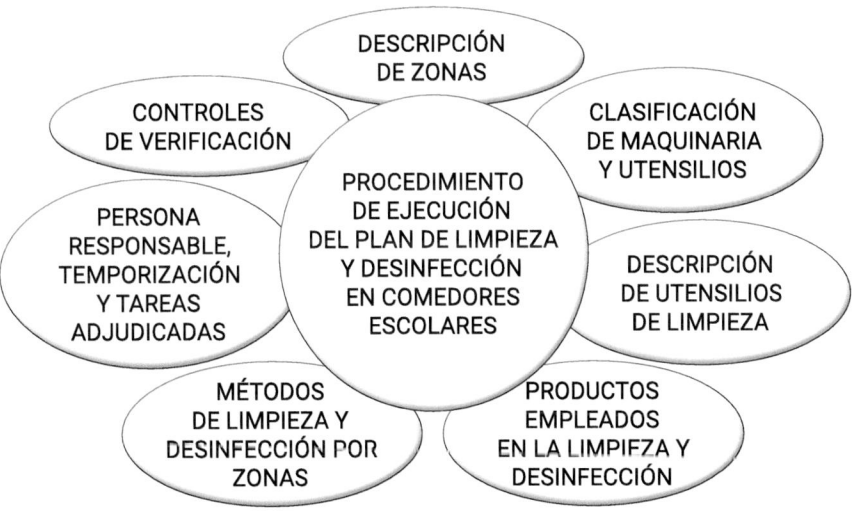

Esquema 1.1. Procedimiento de ejecución del plan de limpieza y desinfección.

1.1. Descripción y delimitación de las zonas del comedor escolar, según el grado de suciedad y riesgo

Los espacios básicos en un comedor escolar suelen ser los siguientes:

■ Cocina o zona de preparación de alimentos.

■ Zona de almacenamiento de alimentos (temperatura ambiente o regulada).

■ Comedor.

■ Servicios higiénicos. Vestuarios.

■ Almacenamiento de basuras.

■ Almacén de productos de limpieza.

En este caso, y sobre el plano del comedor escolar, delimitaremos con diferentes colores los grados de suciedad de los diferentes espacios.

Un ejemplo podría ser:

■ En rojo las zonas más sucias, que normalmente van a corresponder a las zonas de cocina y preparación de alimentos. Podríamos incluir también aquí la zona de almacenamiento de basuras, debido a la carga de materia contaminante que se encuentra en esa zona. Su limpieza en profundidad será diaria, aunque limpiaremos también después de cada elaboración.

■ En amarillo las zonas que tienen una suciedad «media» como podrían ser el propio comedor o los servicio higiénicos y vestuarios. Aunque su limpieza será diaria también, su carga contaminante no es tan elevada como en los casos anteriores.

■ Por último, y en color verde, señalaríamos los espacios que no necesitan, por sus características, una limpieza diaria; esos pueden ser los almacenes de materia prima y producto, y el almacén de productos de limpieza.

Cada comedor tendrá unos espacios diferentes y diferenciados, por lo que lo aquí expuesto podrá variar en cada uno de los colegios.

▶ ACTIVIDAD 1.1

Diseña un plano sencillo de un comedor escolar y señala las diferentes zonas según el grado de suciedad. Justifica tu respuesta.

1.2. Clasificación y delimitación de la maquinaria y útiles según grado de suciedad

Dentro de los espacios mencionados en el punto anterior y, generalmente, en la zona de cocina y/o preparación de alimentos, además de en el comedor, nos vamos a encontrar con la siguiente maquinaria y equipos:

■ Gran maquinaria: cocinas, freidoras, abatidores, campanas extractoras, marmitas, sartenes basculantes, baños maría, calientaplatos, lavavajillas, entre otros.

- Menaje para el almacenamiento en cámaras frigoríficas: contenedores herméticos, cubetas tipo Gastronorm en acero inoxidable, polipropileno, estanterías, etcétera.

- Menaje y utensilios para la elaboración y cocción de los alimentos: ollas, cacerolas, sartenes, cazos, rustideras, cucharones, etcétera.

- Equipamiento para el transporte de alimentos: cajas isotérmicas, termos, carros, etcétera.

- Pequeña maquinaria: cortadoras, trituradores, peladoras de patatas, básculas, entre otros.

- Menaje para comedor: cuberterías, platos y vasos de policarbonato, platos opal, vasos de vidrio tradicionales, paneras, jarras para agua, etcétera.

- Equipamiento del comedor: mesas y sillas.

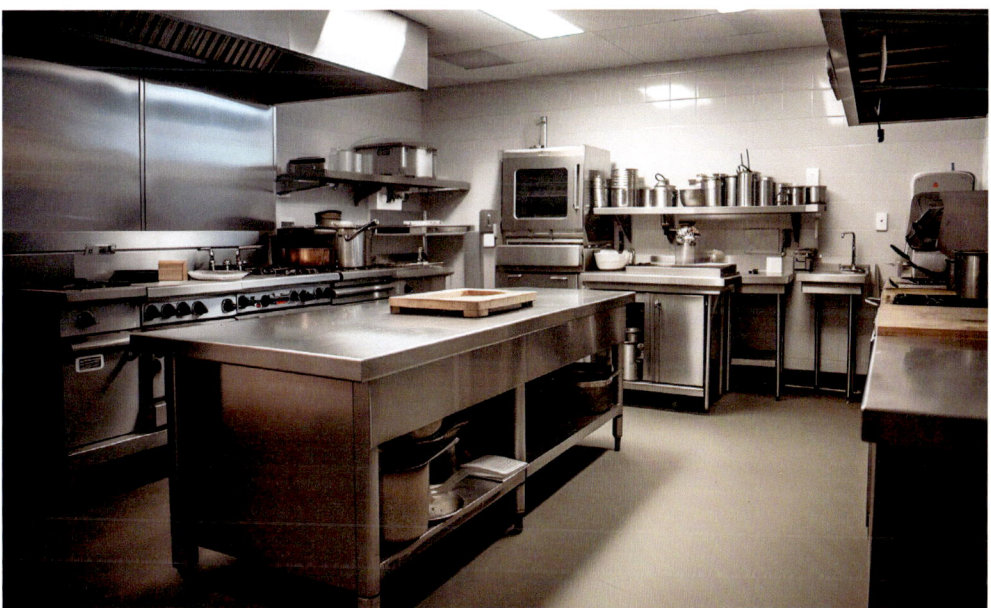

Figura 1.2. Gran maquinaria en cocina industrial.

En este caso, haremos una diferenciación entre un alto riesgo de suciedad y, por tanto, de contaminación, y un riesgo medio, ya que, al fin y al cabo, toda esta maquinaria y equipos están en contacto con los alimentos. Hablaremos de un riesgo bajo, por ejemplo, en los sanitarios.

Riesgo alto: en general, hablamos de la gran y pequeña maquinaria y de todo el menaje para la elaboración de alimentos.

Riesgo medio: aquí incluiremos todo el menaje de almacenamiento, transporte y el de comedor, además del equipamiento del propio comedor.

1.3. Descripción de los aparatos o materiales utilizados para la ejecución de las tareas de limpieza y desinfección

La elección de los materiales o aparatos destinados a la limpieza y desinfección dependerá de cada zona y superficie.

Normalmente, los aparatos y útiles que se utilizan en la limpieza y la desinfección son: cepillos o escobas, fregonas (de algodón, sintéticas, mezcladas o de microfibras), bayetas (limpiacristales, de algodón, absorbentes...), estropajos (de esparto, de fibras sintéticas o metálicos), haraganes, cubos, cepillos de pequeño tamaño, espátulas, recogedores, lavamanos, pulverizadores, lavavajillas...

También, dependiendo del tamaño del comedor, se pueden utilizar fregadoras industriales e incluso aspiradoras. El uso de este tipo de maquinaria ahorra tiempo y esfuerzo del personal, aunque no en todos los comedores se pueden utilizar.

Tendremos que hacer un listado con todos ellos que quedará reflejado en la documentación.

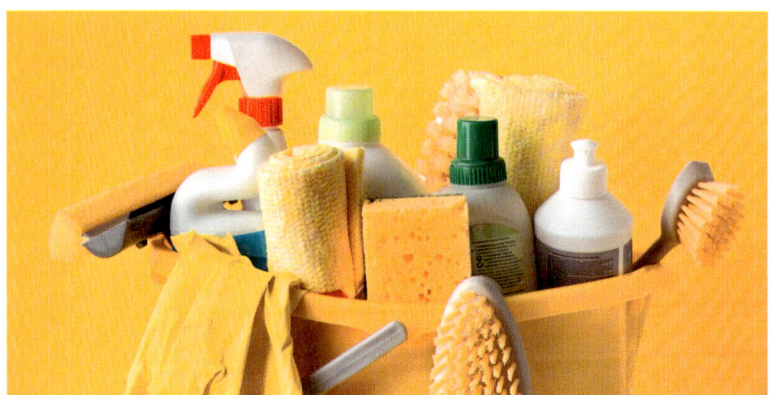

Figura 1.3. Útiles de limpieza.

1.4. Los tipos, fichas técnicas y dosis de los productos empleados

Los productos de limpieza, desinfección y productos tóxicos, de manera general, estarán almacenados en lugares cerrados e independientes (puede tratarse simplemente de un armario cerrado) y en ningún caso entrarán en contacto con los alimentos. Además, es obligatorio que permanezcan en sus embalajes originales para que su identificación sea más fácil y, así, prevenir los riesgos derivados de su composición; deben tener la aprobación de la industria alimentaria.

Estos datos se suelen recabar en los anexos del plan de limpieza y desinfección dentro del APPCC, donde vendrán recogidos los nombres de los productos que se utilizan, sus fichas técnicas (normalmente son aportadas por el proveedor o son las mismas etiquetas de los productos) y las dosis que deben utilizarse, que, también, normalmente son las indicadas por el proveedor.

Si cualquiera de esos productos dejara de utilizarse y se introdujese uno nuevo, la persona responsable deberá recopilar toda esa información y archivarla en el lugar correspondiente.

Un ejemplo, podría ser el siguiente cuadro.

Tabla 1.1. Tipos de productos de limpieza

Tipos de productos de limpieza			
Denominación	**Fabricante**	**N.º de registro sanitario**	**Uso**
LEJÍA SALFAS	SAPINRA, S. L,	370001625/CO	Lavado de frutas y verduras. L+D de utensilios de cocina. Desinfección de suelos
DESENGRASANTE BANG	REQUITT BENCKISER PROD. (UK) Sp zoo	D0458015h2	Limpiador de desengrasante de superficies
AGERINTE	AGERIN INDUSTRIAS QUIMICAS, S. L.	453/2018/EC	Limpiador desengrasante
LOYRA REYMATIC UNIVERSAL	PROVEEDOR: Miguel Gómez Huesca	957255/007	Abrillantador para lavavajillas
LOYRA MASTER	PROVEEDOR: Miguel Gómez Huesca	957255/003	Limpiador multiusos

1.5. Descripción en detalle de los métodos de limpieza y desinfección por zonas

En general, el proceso de limpieza y desinfección consta de cinco pasos básicos:

1. Prelavado o retirada en seco de los residuos de producto.

2. Limpieza. Aplicación de detergentes.

3. Enjuagado intermedio.

4. Desinfección. Aplicación de desinfectantes.

5. Enjuagado final en su caso.

1. Prelavado o retirada en seco de los residuos de producto

En este caso y para empezar, se retirarán los residuos secos mediante arrastre antes de proceder al enjuague inicial. Una vez retirados, se hará un prelavado para humedecer y así reblandecer los restos de suciedad grosera que queden adheridos a superficies y equipos.

2. Limpieza. Aplicación de detergentes

Después de este prelavado, se van a aplicar los productos que llevarán a cabo la llamada *acción de detergencia*, lo que permitirá que la tensión superficial del agua disminuya y se favorezca la penetración del detergente. De esta manera, la suciedad se separará del sustrato y quedará suspendida en la solución que forman el agua y el detergente. Esta fase de la limpieza es muy importante debido a que el producto elegido, es decir, el detergente que se va a usar, deberá adaptarse al tipo de suciedad para así conseguir su eliminación completa. Para que esta etapa tenga éxito, la aplicación del detergente se llevará a cabo bajo una temperatura del agua determinada, con una acción mecánica también específica (aquí diferenciaremos entre una acción manual y mecanizada), tendrá, además, un tiempo de actuación del producto para que este reaccione de manera adecuada con la suciedad y su actuación sea la idónea. Por último, y como ya hemos dicho, una acción química dada por el producto que sea acorde a la suciedad que deseamos eliminar.

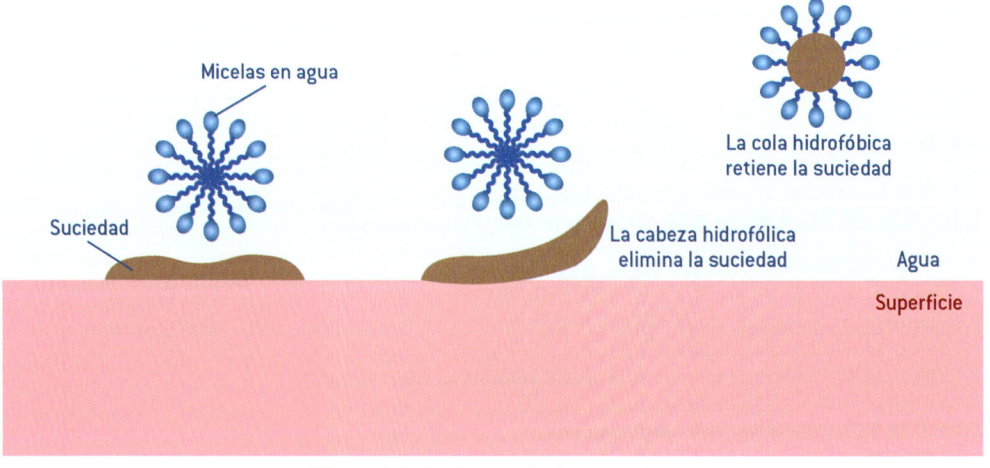

Figura 1.4. Fenómeno de detergencia.

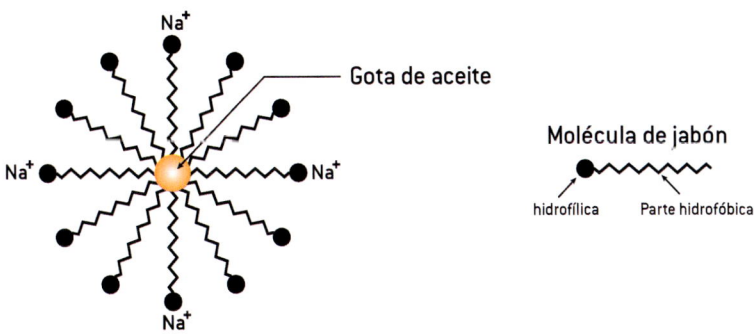

Figura 1.5. Molécula de jabón.

3. Enjuagado intermedio

Este enjuagado va a permitir retirar la suciedad a la vez que se retira el detergente utilizado. Se hará, de manera preferente, con agua caliente.

Este paso es de gran importancia ya que, si quedan restos de detergente, estos pueden afectar de manera negativa a la posterior acción del desinfectante.

4. Desinfección. Aplicación de desinfectantes

La aplicación de desinfectantes tiene como objetivo la eliminación, o al menos la reducción a niveles que no sean peligrosos para el ser humano, de los microorganismos que continúan en superficies y equipos después de la primera fase de lavado y que, como ya sabemos, no se pueden apreciar a simple vista.

El desinfectante deberá adaptarse a la superficie que se va a desinfectar (para no estropearla) y además deberá adaptarse, también, al tipo de microrganismo que se quiere eliminar (mohos, bacterias, virus...).

Para que la desinfección sea la adecuada, aplicaremos el desinfectante en las concentraciones que se indiquen, al igual que haremos con la temperatura y el tiempo de exposición del mismo.

Los desinfectantes que podemos aplicar no solo son de tipo químico (cuya aplicación es la que acabamos de explicar), sino que también podemos desinfectar con tratamientos físicos como el vapor, el ozono o el calor.

5. Enjuagado final en su caso

Este último paso eliminará los restos de desinfectante evitando así la contaminación de productos y utensilios que se usen *a posteriori* con los restos que puedan permanecer. Este enjuagado final puede realizarse en varios ciclos si fuese necesario aplicando agua caliente y potable.

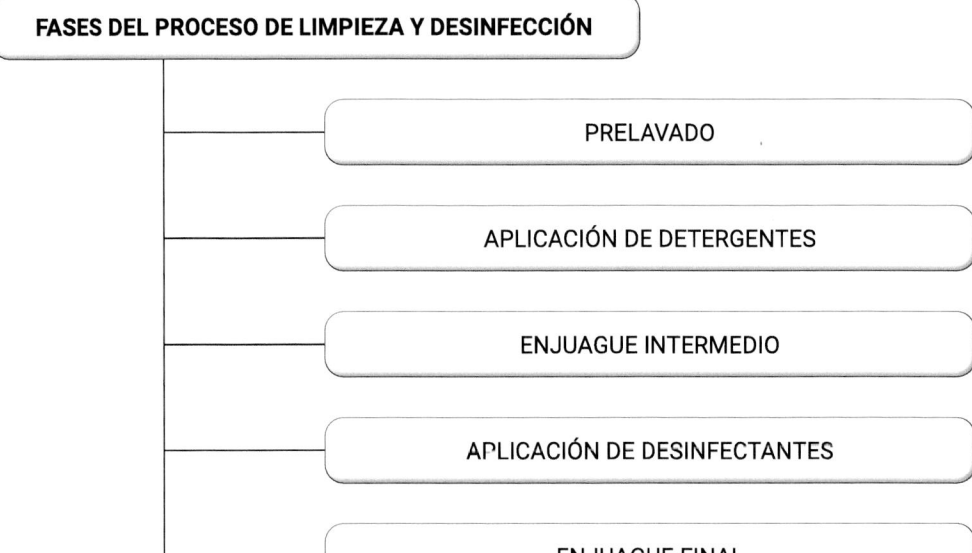

Esquema 1.2. Fases del proceso de limpieza y desinfección.

De manera más específica, vamos a ver estos procedimientos, dependiendo de lo que vayamos a limpiar, por ejemplo:

A. Suelos, paredes, puertas y ventanas de cocina y comedor, además de las de almacenes, aseos y vestuarios.

- ■ Frecuencia: suelos y rodapiés de la pared (diaria) y paredes, puertas y ventanas (semanal).

- ■ Procedimiento: la limpieza se hará de forma manual y siguiendo los siguientes puntos:

  - Desconexión de los equipos eléctricos.

  - Retirada de pequeños electrodomésticos, utensilios, etcétera.

  - Barrido con cepillo o aspirado de restos sólidos.

  - Primer aclarado con agua potable caliente (40-65 °C) donde eliminaremos la suciedad más gruesa.

  - Aplicación del detergente/desinfectante mediante fregona (suelos) o con la fregadora industrial o bayeta (paredes, puertas, ventanas y sanitarios) disuelto en agua según se describa en la ficha técnica de los productos.

  - Aclarado con abundante agua potable.

  - Escurrido y secado.

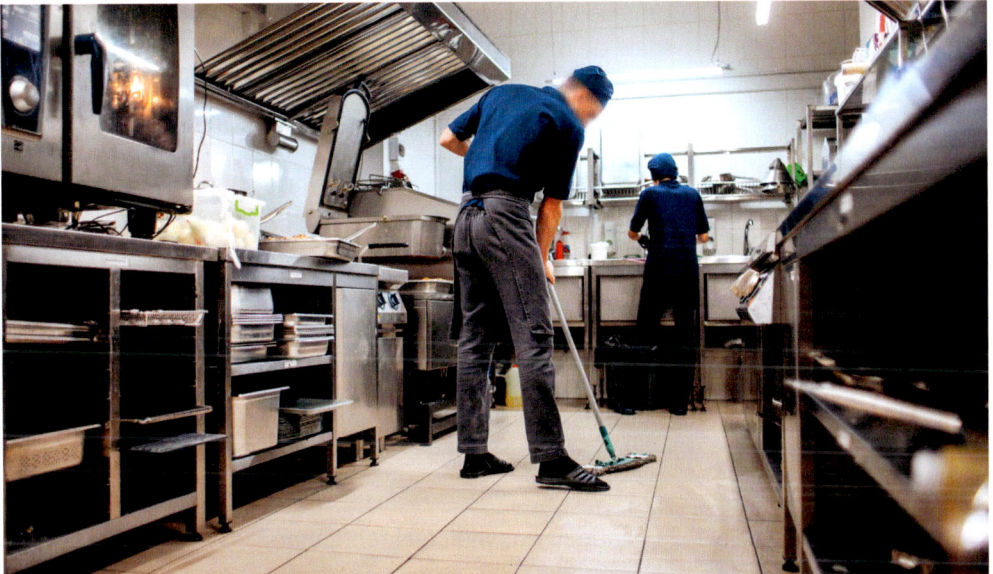

Figura 1.6. Limpieza de suelos en una cocina.

B. Superficies de maquinaria y equipos que entran en contacto directo con los alimentos:

- Frecuencia: diaria y después de cada uso.

- Procedimiento: la limpieza se hará de forma manual y siguiendo los siguientes puntos:

  - El primer paso será desmontar por completo el equipo que se va a limpiar si fuese necesario para su limpieza. Eliminación de la suciedad por medio de una paleta rascando a fondo las superficies, ángulos y rincones de cada pieza.

  - Aclarado inicial con agua fría para eliminar la suciedad más gruesa.

  - Aplicación del detergente, mediante pulverización, inmersión o estropajo, según el grado de suciedad y el material que se va a limpiar y siguiendo las instrucciones del fabricante.

  - Primer aclarado con abundante agua potable.

  - Aplicación del desinfectante en disolución acuosa de manera manual y siguiendo las instrucciones del fabricante.

  - Aclarado final con agua potable caliente. Escurrido y secado de las superficies.

C. Limpieza y desinfección de utillaje y vajilla (cubiertos, cazos, espátulas, peroles, ollas, platos, vasos, espumaderas...):

- Frecuencia: diaria y después de cada uso.

■ Procedimiento: los utensilios de gran tamaño se limpiarán de manera manual en el fregadero. El menaje de pequeño volumen se limpiará en lavavajillas automático, procediendo como sigue:

– Raspamos con espátula o cepillo de goma la suciedad más difícil y enjuagamos posteriormente con agua.

– Los objetos grandes se limpiarán y desinfectarán en el fregadero con agua caliente y detergente, de manera manual con estropajo hasta quitar toda la suciedad y la grasa, y según concentración y tiempo de actuación indicados por el fabricante, cambiando el agua tan a menudo como se ensucie o enfríe. Para aclarar llevaremos los utensilios al otro seno del fregadero y lo haremos con agua fría; ponemos a escurrir y secamos con papel de celulosa.

– El menaje y los útiles más pequeños se colocarán en el lavavajillas, que contiene:

- Detergente en la cantidad que indica el fabricante.

- Abrillantador/secante para lavavajillas: según indique el fabricante.

- La desinfección se logra al calentarse el agua de lavado a temperaturas superiores a 80 ºC. El secado se realizará a temperatura ambiente, depositando el material en zonas de escurrido hasta un nuevo uso.

D. Limpieza y desinfección de otras dependencias fuera de la zona de producción y de los útiles usados en la limpieza.

■ Almacenes: se limpiarán y desinfectarán de la misma manera que suelos y paredes de cocina, y su frecuencia será semanal.

■ Almacenes de temperatura regulada: se limpiarán y desinfectarán igual que las superficies de trabajo y con una frecuencia de tres meses.

■ Vestuarios y aseos: limpieza y desinfección diaria según el procedimiento de limpieza y desinfección de suelo, paredes, etcétera.

■ Contenedores de residuos sólidos: frecuencia de limpieza y desinfección diaria y al finalizar la jornada después de verterlos a los contenedores urbanos, con el mismo método empleado en limpieza y desinfección de suelos. Para que se sequen, se colocarán en posición invertida hasta su uso.

■ Útiles de limpieza: se limpiarán y desinfectarán después de cada uso.

Todos los aparatos y útiles empleados se almacenarán después de su uso en un lugar exclusivo, a ser posible diferenciándolos según el uso que se les dará (para dependencias y equipos), y sin estar en contacto los dedicados a limpieza y desinfección de aseos o contenedores de residuos sólidos con los utilizados para la limpieza de aquellas partes en contacto con los alimentos.

1.6. Procedimiento de verificación mediante análisis microbiológico de los puntos críticos de superficie

Para verificar que el plan de limpieza y desinfección se ha aplicado de manera correcta, se llevarán a cabo controles de superficies mediante análisis microbiológico de las zonas, maquinaria y equipos que se han limpiado.

Aunque el proceso de verificación de este plan suele ser un proceso visual en el que se comprueba que todas las acciones se han llevado a cabo de la manera adecuada. Aun así, se realizan análisis microbiológicos frecuentes para comprobar la eficacia del plan. En el caso de que aparezca algún tipo de incidencia, esta se registrará y se llevarán a cabo medidas correctoras para minimizar el riesgo de contaminación, además de la revisión del plan L+D.

Las muestras microbiológicas se remitirán a un laboratorio autorizado y los resultados se anotarán y guardarán en el registro correspondiente. La parte negativa de analizar muestras microbiológicas es que estas no permiten poner en marcha las medidas correctoras necesarias de manera inmediata, ya que los resultados de las muestras se demoran varios días.

Toma de muestras

Esta toma de muestras microbiológicas, dependerá del tipo de superficie a analizar y puede realizarse de las siguientes formas:

- Por hisopado o torundas
- Por placas de contacto
- Por láminas de contacto

Por hisopado o torundas

La toma de muestras por hisopado o torundas consiste en la utilización de un hisopo o una torunda estéril para recoger muestras de una superficie determinada, con el fin de comprobar el grado de limpieza de esta. Este proceso se realiza frotando el hisopo o la torunda sobre la superficie en cuestión de manera uniforme para posteriormente colocar la muestra en un medio de cultivo o en una solución adecuada para su análisis. En el caso de utensilios y equipos se procederá de la misma manera.

Las muestras recolectadas se analizan posteriormente en un laboratorio para determinar la presencia de microorganismos, como bacterias, hongos u otros patógenos, que puedan indicar la existencia de suciedad o contaminación en la superficie. Los resultados de estas pruebas ayudan a identificar áreas que requieran una limpieza más intensiva o la implementación de medidas correctivas para prevenir la propagación de enfermedades o contaminación.

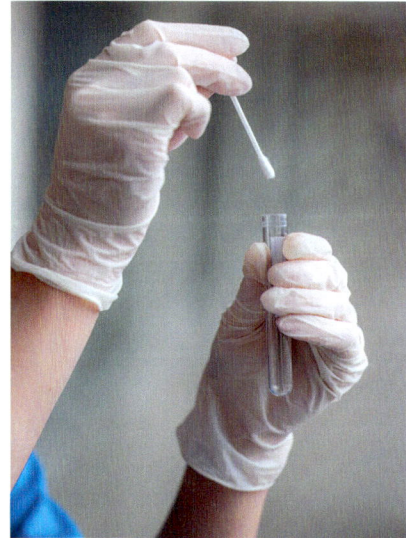

Figura 1.7. Hisopo o torunda para toma de muestras.

Por placas de contacto

Consiste en utilizar placas de contacto estériles que se presionan contra la superficie que se desea analizar. Estas placas están recubiertas con un medio que permite el crecimiento de microorganismos presentes en la superficie, por lo que, al presionar la placa contra esta, se transfieren estos microorganismos a la placa.

Después de tomar la muestra, la placa se incuba en condiciones adecuadas para permitir el crecimiento de los microorganismos presentes. Una vez transcurrido el tiempo de incubación, se realizan conteos de las colonias que han crecido en la placa, lo que proporciona una estimación del grado de contaminación de la superficie analizada.

Utilizando placas de contacto, también podemos obtener muestras de las zonas donde se trabaja como pueden ser la propia cocina o el comedor del colegio. Consiste en colocar placas estériles en la zona que se desea verificar, las cuales tienen un medio de cultivo que permite el crecimiento de microorganismos. Después de un periodo de tiempo determinado, generalmente de 24 a 48 horas, se retiran las placas, se incuban y se analiza el crecimiento de colonias de microorganismos. Si se observa un alto número de colonias, esto indica que la zona puede ser un foco de contaminación.

Una variante de este tipo de toma de muestras es por láminas de contacto en las que, en lugar de usar placas con un medio de cultivo, se usan láminas en las que cada lado tiene un medio de cultivo diferente.

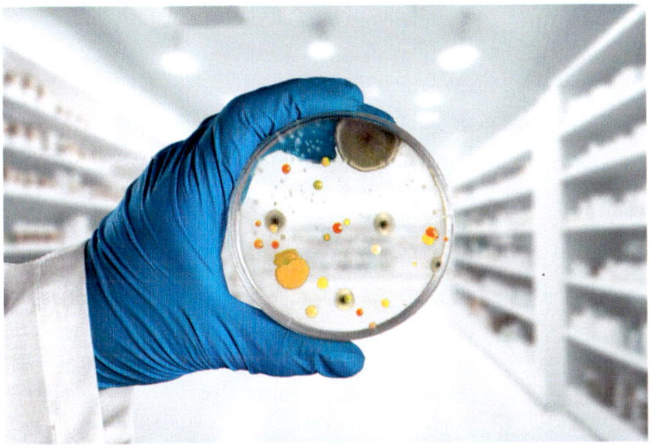

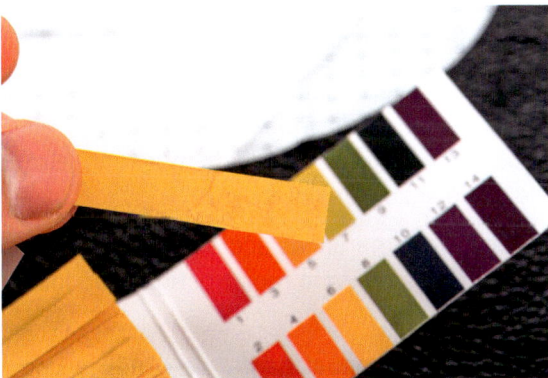

Figura 1.8. Toma de muestras de superficie por placas de contacto.

La verificación del proceso de limpieza y desinfección también puede hacerse, como ya hemos dicho, de manera visual y, además, utilizando métodos rápidos de detección como pueden ser la detección de residuos proteicos o la medida del pH, que nos ayuda a saber si queda o no resto de detergente o desinfectante en las superficies.

Las tiras de pH son tiras de papel impregnadas con un reactivo químico que cambia de color en función del nivel de acidez o alcalinidad de una solución. Para comprobar si una superficie está bien limpia, primero se debe humedecer ligeramente la tira de pH con agua destilada para que el reactivo químico reaccione mejor.

Figura 1.9. Tiras de pH.

Después, se debe frotar la tira húmeda sobre la superficie que se desea comprobar. La tira de pH cambiará de color y se comparará el color resultante con la escala de colores que viene en el paquete de las tiras de pH. Si la tira cambia a un color que indique que el pH de la superficie está en un rango neutro o ligeramente alcalino, esto podría indicar que la superficie está limpia.

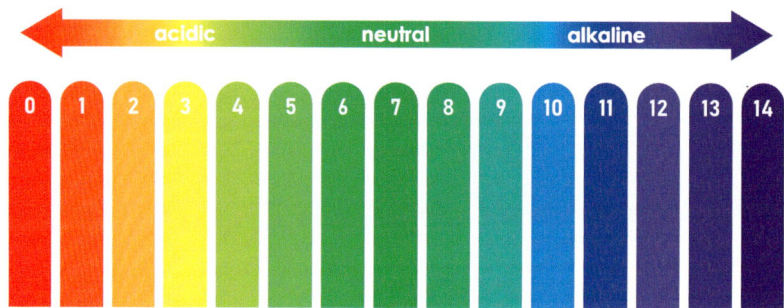

Figura 1.10. Escala de pH.

Es importante recordar que las tiras de pH son una herramienta de medición rápida y generalmente usadas para comprobar si una solución líquida está dentro de un rango de pH específico. No son un método infalible para determinar la limpieza de una superficie, pero pueden ofrecer una idea general de la presencia de residuos ácidos o alcalinos en la misma.

1.7. Anexos

A continuación, en el apartado «Anexos», se incluyen varios ejemplos de los cuadros de registro que se necesitan para llevar a cabo el plan de limpieza y desinfección.

La persona encargada de desarrollar la limpieza y desinfección de cada zona debería rellenar el plan de limpieza y desinfección (R01/A-E), según vaya desarrollando estas actividades, de acuerdo a la frecuencia establecida.

La persona responsable de la verificación del plan verificará, con la frecuencia establecida, la eficacia de la limpieza llevada a cabo en las instalaciones mediante un programa de comprobación (visual, con toma de muestras, etc.), dejando registro en el R02 Verificación de la limpieza y desinfección.

Si se detectan incidencias, se tomarán las acciones oportunas para corregirlas y evitar que vuelva a suceder. En ese mismo registro, figurarán los resultados analíticos en el caso de que se realicen.

En los siguientes apartados del manual, dentro de «Anexos», se recogerán ejemplos de tablas de registro que podrían ser útiles en la elaboración de los diferentes planes dentro del plan general de APPCC de un comedor escolar.

Insistimos en que todos estos registros son solo ejemplos. Cada empresa gestionará de manera diferente su propio plan APPCC dentro del comedor escolar.

La imagen que aparece en todos los registros es un ejemplo de un logo de un colegio, que podría ser en el que trabaja la empresa de comedor que está llevando a cabo este plan. Igual sucede con el resto de puntos del manual.

Tabla 1.2. Registro L+D en cocina y comedor

	PLAN DE LIMPIEZA Y DESINFECCIÓN																	R01/A COCINA Y COMEDOR		
EDUCATION ACADEMY																		MES/CURSO		
	SEMANA 1					SEMANA 2					SEMANA 3					SEMANA 4					
	L	M	X	J	V	L	M	X	J	V	L	M	X	J	V	L	M	X	J	V
Suelos																				
Paredes																				
Techos y lámparas																				
Puertas y ventanas																				
Superficies																				
Observaciones																				
Responsable																				

Tabla 1.3. Registro L+D de maquinaria y equipos

	PLAN DE LIMPIEZA Y DESINFECCIÓN																	R01/B MAQUINARIA Y EQUIPOS		
EDUCATION ACADEMY																		MES/CURSO		
	SEMANA 1					SEMANA 2					SEMANA 3					SEMANA 4					
	L	M	X	J	V	L	M	X	J	V	L	M	X	J	V	L	M	X	J	V
Gran maquinaria																				
Menaje de almacenamiento																				
Menaje de elaboración																				
Equipos de transporte de alimentos																				
Pequeña maquinaria																				
Observaciones	En esta tabla se ha señalado, de manera general, la maquinaria y equipos que forman parte, como mínimo, de un comedor escolar. Pero lo importante es que, a la hora de elaborar esta tabla, se sea lo más concreto posible en cuanto a la maquinaria y los equipos de los que disponemos.																			
Responsable																				

Tabla 1.4. Registro L+D de utillaje y vajilla

EDUCATION ACADEMY	PLAN DE LIMPIEZA Y DESINFECCIÓN																				R01/C UTILLAJE Y VAJILLA				
																					MES/CURSO				
	SEMANA 1					SEMANA 2					SEMANA 3					SEMANA 4				
	L	M	X	J	V	L	M	X	J	V	L	M	X	J	V	L	M	X	J	V
Vajilla de comedor (platos, vasos, cubiertos)																				
Ollas y cazos																				
Sartenes																				
Bandejas																				
Recipientes, rodillos, moldes...																				
Contenedores																				
Útiles de limpieza																				
Observaciones	Al igual que en la tabla anterior, en esta se señalan algunos ejemplos de los utensilios y la vajilla que se utilizan en un comedor escolar, pero siempre es importante que seamos lo más precisos posible a la hora de crear una tabla de estas características.																			
Responsable																				

Tabla 1.5. Registro L+D de almacenes

EDUCATION ACADEMY	PLAN DE LIMPIEZA Y DESINFECCIÓN																				R01/D ALMACENES				
																					MES/CURSO				
	SEMANA 1					SEMANA 2					SEMANA 3					SEMANA 4				
	L	M	X	J	V	L	M	X	J	V	L	M	X	J	V	L	M	X	J	V
Suelos																				
Paredes y puertas																				
Estanterías																				
Techo y lámparas																				
Almacén de frío, nevera																				
Observaciones	En esta tabla, se recogerán los almacenes de los que se disponen. Estos serán tanto los almacenes a temperatura ambiente como los almacenes a temperatura regulada y se dará cuenta de tantos como existan en el comedor escolar.																			
Responsable																				

Tabla 1.6. Registro L+D de servicios higiénicos

EDUCATION ACADEMY	PLAN DE LIMPIEZA Y DESINFECCIÓN																R01/E SERVICIOS HIGIÉNICOS				
																	MES/CURSO				
	SEMANA 1					SEMANA 2					SEMANA 3					SEMANA 4					
	L	M	X	J	V	L	M	X	J	V	L	M	X	J	V	L	M	X	J	V
Suelos																				
Paredes y puertas																				
Techo y lámparas																				
Sanitarios																				
Taquillas (si se dispone de ellas)																				
Observaciones																				
Responsable																				

Tabla 1.7. Verificación limpieza y desinfección

EDUCATION ACADEMY	PLAN DE LIMPIEZA Y DESINFECCIÓN						R02 VERIFICACIÓN
							MES/CURSO
ZONA	Verificación			Medidas correctoras	Fecha	Responsable	Observaciones
	Tipo	Apto	No apto				
Cocina y comedor							En la casilla «tipo» señalaremos el tipo de verificación que se ha hecho: visual, pH, microbiológica, etcétera.
Maquinaria y equipos							
Utensilios y vajilla							
Alamcenes							
Servicios higiénicos							

▶ ACTIVIDAD 1.2

En un comedor escolar, el plan de limpieza y desinfección es de vital importancia para garantizar la salud y seguridad de los estudiantes. A continuación, se presenta un ejercicio para aplicar este plan:

1. Inspección inicial: realiza una inspección del comedor escolar para identificar todas las áreas que requieren limpieza y desinfección, como las mesas, sillas, suelos, utensilios de cocina, maquinaria, áreas de preparación de alimentos, aseos, etc. Puedes ayudarte del plano que has creado en la actividad anterior.

2. Establecer rutinas: crea rutinas diarias, semanales y mensuales para llevar a cabo la limpieza y desinfección en el comedor. Por ejemplo:
   - Diariamente: limpia y desinfecta las mesas, sillas y suelos antes y después de cada turno de comidas.
   - Semanalmente: realiza una limpieza exhaustiva de las áreas de preparación de alimentos, como las encimeras, los electrodomésticos y las superficies de trabajo.
   - Mensualmente: limpia y desinfecta los conductos de ventilación para mantener una buena calidad del aire.

3. Adquirir productos adecuados: identifica, con la ayuda de internet, los productos de limpieza y desinfección adecuados para cada superficie y área del comedor. Busca sus fichas técnicas en internet y anota las instrucciones del fabricante (dosis, temperatura de agua, tiempo de aplicación...).

4. Realiza, también, un listado con los aparatos y útiles para llevar a cabo la L+D.

5. Designa a las personas responsables de llevar a cabo el plan de L+D.

6. Diseña una tabla donde se recojan todos estos puntos.

Recuerda que la limpieza y desinfección en un comedor escolar es una responsabilidad compartida. Todos, desde el personal encargado de la limpieza hasta los estudiantes, deben seguir las medidas establecidas para garantizar un ambiente seguro y saludable.

Resumen del tema:
- Los planes de limpieza y desinfección de una cocina escolar deben adaptarse a las instalaciones, dependencias, superficies, equipos y maquinaria de los que se dispone.
- Los procesos de limpieza y desinfección se podrán llevar a cabo manualmente o de manera mecanizada.
- Para que la limpieza y la desinfección sean eficaces se deberán seguir varias fases: prelavado, limpieza, enjuague intermedio, desinfección y enjuague final. También se puede recurrir a métodos de limpieza y desinfección combinados.
- Después de realizar la limpieza y desinfección, se deberá verificar mediante métodos visuales y/o análisis microbiológico que esta se ha realizado de la manera correcta.

E V A L U A C I Ó N

ACTIVIDADES FINALES

1.1. **¿Cuál es el objetivo final de la limpieza y desinfección en un comedor escolar?**

a) Eliminar los restos de alimentos y desperdicios.

b) Reducir la población microbiana.

c) Mantener la suciedad como parte del ambiente.

d) Ninguna de las anteriores.

1.2. **¿Por qué es importante garantizar la limpieza y desinfección en un comedor escolar?**

a) Porque se trabaja con niños susceptibles de contraer enfermedades.

b) Porque se necesita mantener la suciedad como parte del ambiente.

c) Porque es una tarea tediosa.

d) Ninguna de las anteriores.

1.3. **¿Qué espacios básicos se suelen encontrar en un comedor escolar?**

a) Cocina, servicios higiénicos y almacén de productos de limpieza.

b) Cocina, almacén, comedor y vestuarios.

c) Zonas de almacenamiento de alimentos, servicios higiénicos y almacén de productos de limpieza.

d) Ninguna de las anteriores.

1.4. **¿Qué tipo de zonas serían señaladas en rojo en el plano del comedor escolar?**

a) Zonas de almacenamiento de alimentos.

b) Servicios higiénicos y vestuarios.

c) Zonas más sucias como la cocina y área de preparación de alimentos.

d) Almacén de productos de limpieza

1.5. **¿Qué maquinaria y equipos se clasifican como de alto riesgo de suciedad?**

a) Mobiliario del comedor.

b) Gran maquinaria como cocinas y freidoras.

c) Almacenamiento de basuras.

d) Almacén de producto de limpieza.

1.6. **¿Qué elementos se utilizan en la limpieza y desinfección?**

a) Aspiradoras y fregadoras industriales.

b) Fregonas, estropajos y lavavajillas.

c) Cubos y cepillos de dientes.

d) Ninguna de las anteriores.

1.7. ¿Dónde deben ser almacenados los productos de limpieza y desinfección?

a) En zonas abiertas y en contacto con los alimentos.

b) En lugares cerrados e independientes.

c) En el mismo lugar que los alimentos.

d) Ninguna de las anteriores.

1.8. ¿Cuál es el procedimiento correcto para la limpieza y desinfección de superficies de la cocina y comedor?

a) Barrido con cepillo o aspirado de restos sólidos.

b) Desinfección con lejía.

c) Enjuagado con agua fría.

d) Ninguna de las anteriores.

1.9. ¿Qué método se utiliza para tomar muestras microbiológicas en superficies?

a) Hisopos o torundas.

b) Placas de contacto.

c) Láminas de contacto.

d) Todos los anteriores.

1.10. ¿Por qué es importante la verificación del proceso de limpieza y desinfección en un comedor escolar?

a) Para mantener un ambiente sucio y desordenado.

b) Para garantizar que no se está cumpliendo con el plan de limpieza.

c) Para asegurar un ambiente limpio y seguro para los niños.

d) Ninguna de las anteriores.

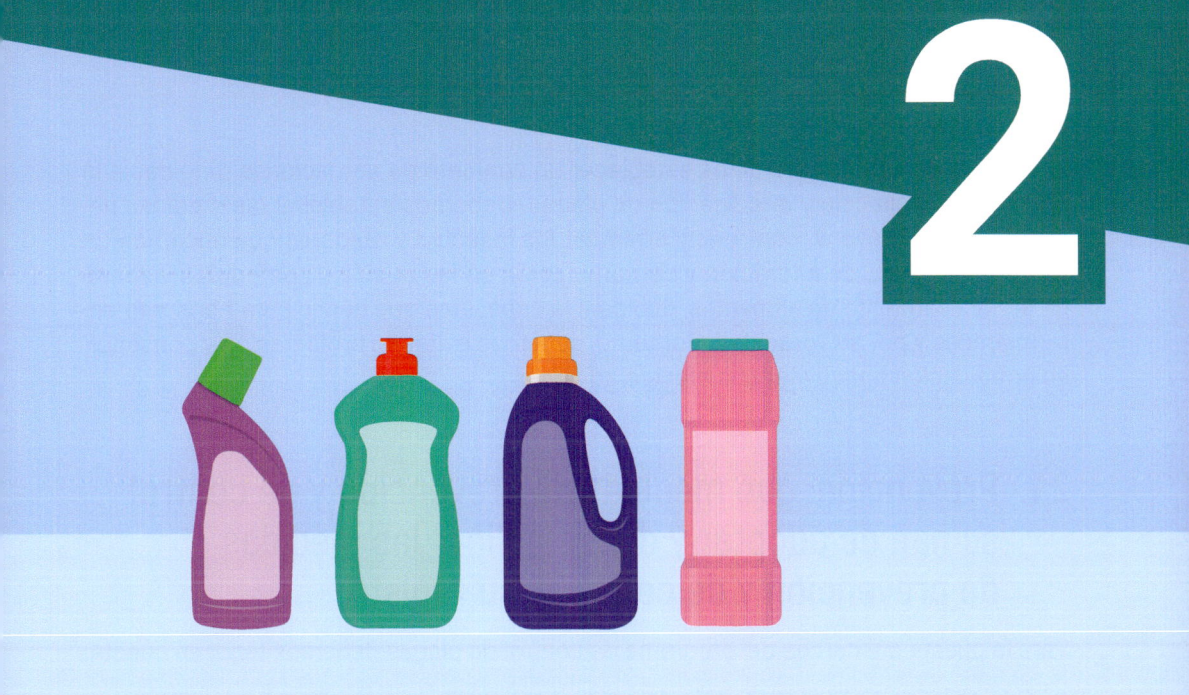

2

Control de plagas

El objetivo de este programa es establecer un conjunto de actuaciones dirigidas a la prevención, vigilancia y erradicación de plagas. Debemos establecer las medidas necesarias para prevenir, controlar y erradicar los insectos y roedores que encarnan un verdadero peligro de alteración y contaminación en las cocinas, comedores y zonas de almacenamiento de alimentos, debido a la capacidad que tienen para transmitir enfermedades y por su voracidad. Por tanto, debemos evitar su proliferación y conseguir su erradicación para evitar sus efectos adversos.

2.1. Prevención: qué medidas de prevención y de control se han de adoptar y dónde aplicar las medidas de prevención y de control y su registro

Para la puesta en marcha del programa de control de plagas debemos tener en cuenta:

- Qué persona es la responsable de adoptar las medidas preventivas y de establecer las medidas de control.

- Qué medidas de prevención y de control tenemos que adoptar.

- Dónde aplicar esas medidas de prevención y de control, y dónde registrarlas.

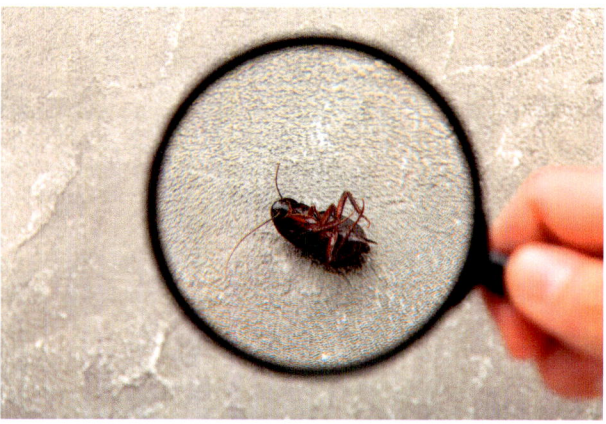

Figura 2.1. Las cucarachas suelen aparecer en lugares con mucha humedad.

De manera general, en todos los comedores escolares vamos a tomar las siguientes medidas preventivas:

- Cumplimiento del plan de mantenimiento de los locales, instalaciones y equipos.

- Cumplimento del plan de limpieza y desinfección.

- Cumplimento del plan de eliminación de residuos (cubos de basura cerrados y retirada de la basura de forma diaria).

© Ediciones Paraninfo

- Eliminación los posibles focos de atracción (desechos, basura, suciedad, alimentos mal conservados o envasados, etcétera).

- Inspecciones visuales regulares en el exterior del local, lo que nos ayudará a evitar posibles focos de desarrollo externos que puedan afectar al interior del establecimiento.

- Instalación de barreras para insectos y roedores, como, por ejemplo, mallas antiinsectos; insectocutores; puertas cerradas con cierres ajustados; evitar la aparición de agujeros y grietas en suelo, paredes y techos; rejillas de protección en desagües, etcétera.

- Recepción y almacenamiento de los productos de manera adecuada (control visual de las materias primas, control de las condiciones de almacenamiento de los productos alimenticios...).

- Protección de alimentos con envolturas, cierres, etcétera.

Además, tendremos especial cuidado en los siguientes lugares:

- Almacenes de productos alimenticios.

- Lugares donde se generen residuos de los mismos debido a su preparación, manipulación y consumo.

- Lugares donde se generen y acumulen otros residuos orgánicos.

- Lugares donde se dé la evacuación de aguas residuales.

- Lugares donde se recojan y eliminen basuras.

- Lugares donde haya humedades o se acumule agua.

Si después de aplicar todas estas medidas preventivas todavía existe la necesidad de aplicar medidas correctoras, debido a que la plaga es persistente, estas deberán ser aplicadas por una empresa especializada y autorizada en el control de plagas.

2.2. Métodos pasivos

Están dirigidos a impedir la penetración, colonización y desarrollo de plagas en los locales y almacenes, a través de:

- La colocación de dispositivos que impidan su penetración y estancia.

- Mantenimiento de las construcciones, diseño y construcción adecuados de los locales que impidan el refugio de vectores de riesgo.

- Control del entorno, para evitar la presencia de plagas.

- Control e inspección de los materiales que entren en los locales, para evitar que puedan ser portadores de algún vector no deseado.

2.3. Métodos activos

Están dirigidos a conseguir la destrucción de la plaga desde el momento de su detección o del conocimiento de su existencia. Se debería avisar a la empresa de control de plagas para que proceda a su identificación y localización, y finalmente a la aplicación de los tratamientos oportunos para su eliminación. Para ello emplearán:

- Procedimientos químicos, que usen cebos con veneno (rodenticidas, anticoagulantes…) y fumigaciones (bactericidas, fungicidas, inhibidores, piretrinas, etc.). Su aplicación se hará en locales vacíos y al término de la jornada laboral, debido a su toxicidad y al peligro de contaminación, teniendo en cuenta, además, los periodos de ventilación previos a la vuelta a la normalidad.

- Procedimientos físicos, como el empleo de trampas colocadas en lugares estratégicos, tanto para roedores como para insectos voladores y caminadores.

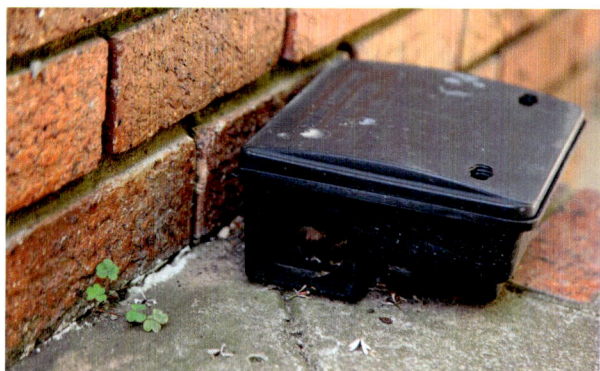

Figura 2.2. Trampa para roedores.

Estos tratamientos deben ser aplicados de manera obligatoria por una empresa especializada y autorizada en el control de plagas. El personal deberá estar cualificado y capacitado mediante formación y, además, estar en posesión del carné de manipulador de biocidas.

Estos trabajadores deberán realizar los registros de ejecución de los tratamientos aplicados, tanto si son periódicos como si son puntuales, y harán constar en la documentación los siguientes datos:

- Nombre de la empresa que aplica los tratamientos.

- Productos utilizados autorizados para su uso en la industria alimentaria.

- Tipo de plaga tratada.

- Plazo de seguridad.

- Zonas que han sido tratadas.

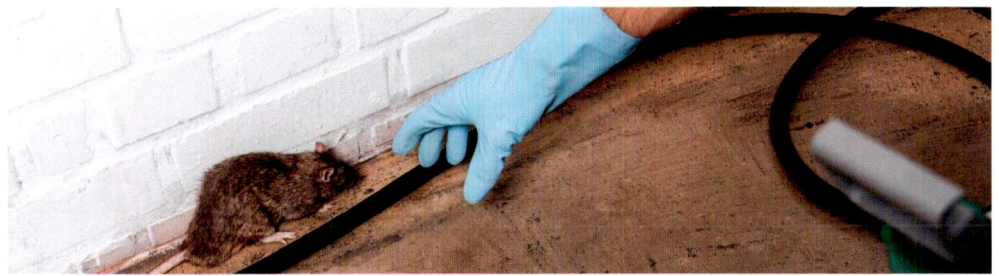

Figura 2.3. Los tratamientos antiplagas deben ser aplicados por empresas especializadas.

2.4. Anexos

En este punto, al igual que en el apartado de la Unidad 1, se incluye un ejemplo de los registros que se pueden llevar a cabo en un plan de control de plagas dentro de un comedor escolar.

En un primer registro (R01), como ya hemos dicho, se incluirán los llamados registros de ejecución, de los que hemos hablado en el punto anterior y que se llevarán a cabo por la empresa que ejecuta el plan de plagas, por lo que no aparecen en este manual. En este anexo podemos incluir también la siguiente documentación:

- Contrato con la empresa que ejecuta el plan de control de plagas.

- Inscripción en el ROESP (registro oficial de establecimientos y servicios de plaguicidas).

- Carnet de aplicador de las personas responsables de los tratamientos.

- Fichas técnicas de seguridad de los productos utilizados, así como su inscripción en el registro oficial de biocidas.

- Diagnóstico de situación donde identificar la plaga, su incidencia y las medidas a llevar cabo (productos, planificación, metodología...).

- Plano de ubicación de cebos.

Toda esta documentación la aporta la empresa encargada de llevar a cabo el plan de control de plagas y es archivada por la empresa responsable del comedor escolar.

En el anexo R02, podemos incluir un cuadro en el que se registren los controles visuales hechos por la empresa que gestiona el comedor escolar, estos serán de tipo visual. En el caso de los insectos, se controlará la cantidad de los mismos aparecida en los insectocutores que hay en el comedor escolar (su ubicación aparece en el plano de ubicación de cebos). En el caso del control de la presencia de cucarachas, se observará la presencia o no de las mismas en el comedor escolar (cocina, comedor propiamente dicho, almacenes, etc.). Para detectar la presencia de roedores, aunque no se les vea directamente, sí se pueden detectar indicios de su presencia, como huellas o heces.

Tabla 2.1. Verificación del plan de control de plagas

EDUCATION ACADEMY	PLAN DE CONTROL DE PLAGAS		R02 VERIFICACIÓN
			CURSO
MES	**SEMANA 1**	**SEMANA 2**	**SEMANA 3**	**SEMANA 4**
Aparición excrementos	Fecha	Fecha	Fecha	Fecha
	Resultado	Resultado	Resultado	Resultado
Aparición madrigueras	Fecha	Fecha	Fecha	Fecha
	Resultado	Resultado	Resultado	Resultado
Aparición roeduras	Fecha	Fecha	Fecha	Fecha
	Resultado	Resultado	Resultado	Resultado
Aparición huellas	Fecha	Fecha	Fecha	Fecha
	Resultado	Resultado	Resultado	Resultado
Aparición sendas	Fecha	Fecha	Fecha	Fecha
	Resultado	Resultado	Resultado	Resultado
Insectocutor (poner tantos como haya)	Fecha	Fecha	Fecha	Fecha
	Resultado	Resultado	Resultado	Resultado
Aparición cucarachas	Fecha	Fecha	Fecha	Fecha
	Resultado	Resultado	Resultado	Resultado
Responsable				
Medidas correctoras/ observciones	En la casilla «resultado» rellenar con un signo + si el resultado ha sido positivo y con un signo − si ha sido negativo			

▶ ACTIVIDAD 2.1

Te has percatado de la presencia de cucarachas y restos de roedores en la cocina del comedor escolar donde trabajas. Diseña un plan sencillo de control de plagas, considerando las medidas preventivas y correctivas necesarias para garantizar la salubridad de los alimentos y la seguridad de los estudiantes.

Resumen del tema:

■ Las plagas suponen un serio riesgo para la salud de toda la población.

■ La mejor lucha frente a ellas son los métodos preventivos, pero, cuando estos no den los resultados esperados, se recurrirá a métodos químicos mediante productos autorizados y aplicados por personal formado y autorizado.

■ Tanto el plan de limpieza y desinfección como el plan de mantenimiento y el de eliminación de residuos van de la mano con el plan de control de plagas en el APPCC del comedor escolar.

E V A L U A C I Ó N

2.1. ¿Cuál es el objetivo del programa de control de plagas?

a) Promover la alimentación saludable.

b) Prevenir la proliferación de plagas en áreas de almacenamiento y preparación de alimentos.

c) Mejorar la comunicación interna en las cocinas.

d) Aumentar la cantidad de residuos generados en los comedores.

2.2. ¿Qué medidas de prevención se deben adoptar en los comedores escolares?

a) No cumplir con el plan de limpieza.

b) Dejar basura y alimentos mal conservados en las instalaciones.

c) Inspeccionar visualmente el exterior del local para evitar posibles focos de desarrollo externos.

d) No instalar barreras para insectos y roedores.

2.3. ¿Qué lugares se deben tener en especial cuidado según lo que hemos visto en esta unidad?

a) Lugares donde se acumule agua.

b) Áreas donde se eliminen residuos de forma correcta.

c) Almacenes de productos alimenticios.

d) Lugares donde no haya humedades.

2.4. ¿Qué se debe hacer si las medidas preventivas no son efectivas y persiste la plaga?

a) Ignorar el problema y seguir con las actividades normalmente.

b) Aplicar medidas correctoras por cualquier persona.

c) Llamar a una empresa especializada en control de plagas.

d) Seguir aplicando las mismas medidas preventivas.

2.5. ¿Cuáles son los métodos pasivos para controlar plagas descritos en el tema que hemos estudiado?

a) Uso de fumigaciones.

b) Mantenimiento de las construcciones adecuadas.

c) Aplicación de tratamientos químicos.

d) Colocación de trampas en lugares estratégicos.

2.6. ¿Qué tipo de procedimientos se emplean en los métodos activos para controlar plagas?

a) Procedimientos biológicos.

b) Procedimientos químicos y físicos.

c) Procedimientos manuales.

d) Procedimientos mecánicos.

2.7. ¿Quién debe aplicar los tratamientos de control de plagas de manera obligatoria según lo que hemos estudiado?

a) Los propios trabajadores del comedor escolar.

b) Una empresa especializada y autorizada en control de plagas.

c) Los inspectores de sanidad.

d) Los estudiantes voluntarios.

2.8. ¿Qué datos se deben incluir en los registros de ejecución de los tratamientos aplicados?

a) Nombre de los empleados que aplicaron los tratamientos.

b) Tipo de plaga tratada y productos utilizados autorizados.

c) Fecha de la próxima fumigación.

d) Número de horas dedicadas a los tratamiento.

2.9. ¿Por qué es importante que el personal esté cualificado y capacitado en la aplicación de tratamientos para el control de plagas?

a) Para aumentar el costo de los tratamientos.

b) Para garantizar la eficacia y seguridad en su aplicación.

c) Para reducir la cantidad de tratamientos necesarios.

d) Para utilizar métodos no autorizados.

2.10. ¿Cuál es la razón principal para evitar la proliferación de plagas en áreas de almacenamiento y preparación de alimentos?

a) Evitar la entrada de clientes no deseados.

b) Prevenir la transmisión de enfermedades y contaminación de los alimentos.

c) Aumentar el tiempo de preparación de los alimentos.

d) Mejorar la decoración de la cocina.

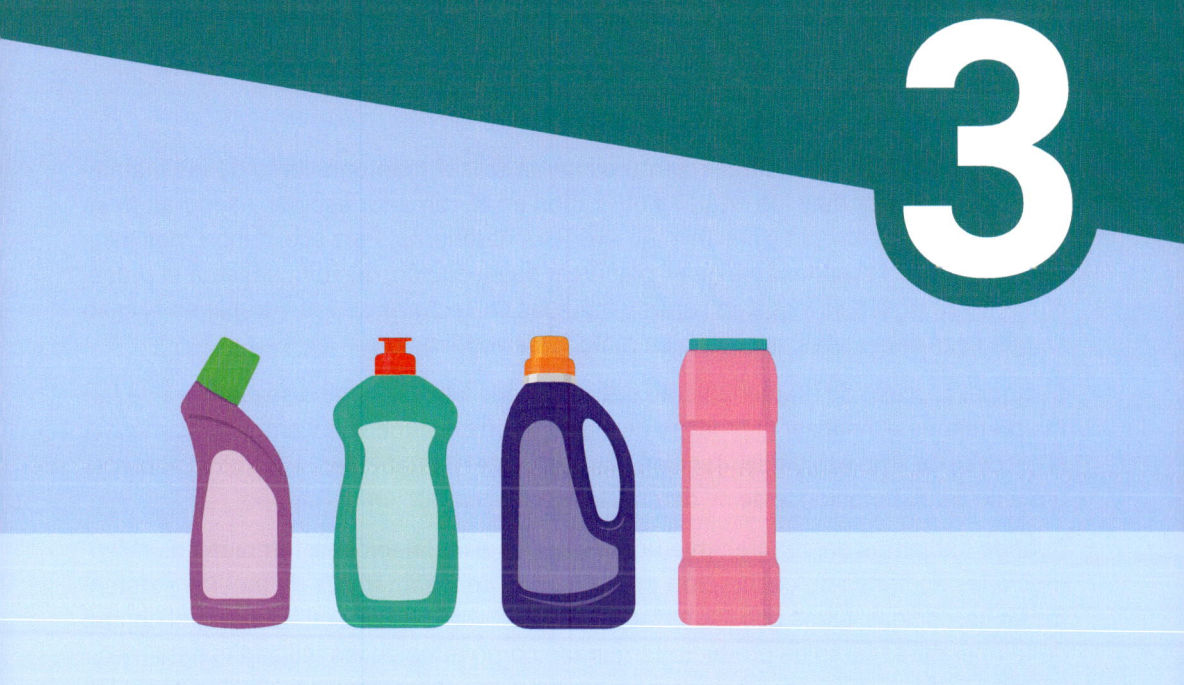

3

Mantenimiento y limpieza diaria de equipamiento

El objetivo del plan de mantenimiento es garantizar el mantenimiento de las instalaciones, la maquinaria y los equipos utilizados en el comedor escolar, asegurando su funcionamiento correcto y previniendo averías y deterioros. Para ello, deberemos asignar una persona responsable de él, planificar su ejecución, decidir cuál será el procedimiento de vigilancia y qué acciones y medidas correctoras se van a tomar en el caso de que sean necesarias, así como su método de verificación.

Cualquier proceso de mantenimiento que tenga que llevarse a cabo se realizará de forma preferente al finalizar el proceso de elaboración de alimentos y antes de comenzar el proceso de limpieza y desinfección diario. Si este mantenimiento afectase al propio proceso de elaboración, este se detendrá hasta la restitución del equipo.

Cuando hablamos del mantenimiento de equipos e instalaciones, también nos referimos a las acciones de calibración y verificación de los aparatos de medida existentes en las cocinas; estos son los termómetros de control que se utilizan para el control de temperaturas tanto de producto terminado como también los utilizados para medir temperaturas en cámaras. Incluiremos, además, la calibración de todas las básculas utilizadas para pesar ingredientes.

En cuanto al personal de mantenimiento, además de estar obligado a mantener un buen estado de aseo e higiene personal, tendrá que dejar limpio y ordenado el lugar donde ha llevado a cabo las acciones de mantenimiento, asegurándose de que los materiales, los productos y las herramientas de trabajo no entren en contacto con los alimentos y/o puedan suponer una fuente de contaminación para estos.

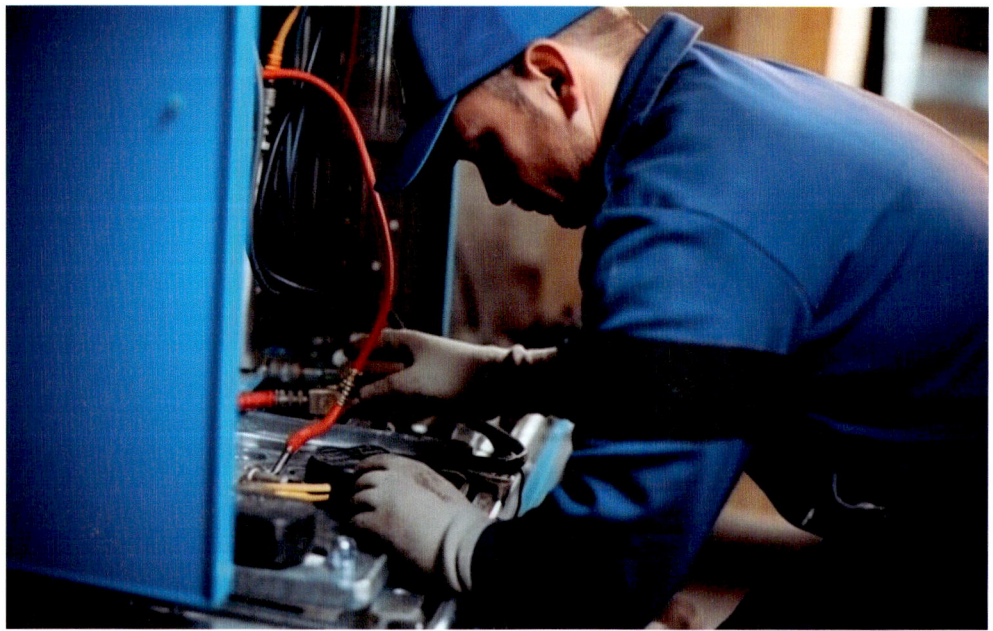

Figura 3.1. El personal de mantenimiento deberá dejar limpia y ordenada la zona donde ha trabajado.

El tipo de mantenimiento del que hablamos, normalmente, es un mantenimiento preventivo, que, como hemos dicho, evitará que haya averías y deterioros. Este mantenimiento preventivo, en ocasiones, consiste simplemente en el mantenimiento adecuado de la limpieza y desinfección tanto de instalaciones como de maquinaria y útiles.

En el caso de que las averías, irremediablemente, ocurran, se realizará un mantenimiento correctivo que puede ser llevado a cabo bien por personal de la empresa, bien por personal externo. Como el anterior, quedará registrado en la documentación correspondiente y archivado en la empresa.

3.1. Maquinaria

La maquinaria y equipos básicos que forman parte de un comedor escolar son los siguientes:

- Equipos de frío como vitrinas, cámaras de refrigeración o congelación, abatidores…
- Equipos de mantenimiento en caliente (carros, mesas calientes, baños maría…).
- Sistemas de extracción de humos.
- Equipos de limpieza como lavavajillas.
- Maquinaria de cocción (hornos, freidoras, fogones, sartenes, ollas, marmitas…).
- Fregaderos, lavamanos (agua caliente y fría).
- Maquinaria auxiliar como batidoras, máquinas de corte, exprimidores…
- Superficies de trabajo.
- Menaje y utillaje: platos, vasos, cubiertos, cazos, espátulas…
- Mesas y sillas del comedor.
- Calibración de equipos de medida.

El mantenimiento preventivo de todos ellos será una correcta limpieza y desinfección; en el caso de los cuchillos, el afilado de manera frecuente y, en general, su sustitución cuando su estado lo requiera.

En todos los casos se establecerá un mantenimiento y un control del estado de todos ellos antes del inicio del curso escolar y una vigilancia continua durante el resto del curso, lo que nos ayudará a llevar a cabo el mantenimiento, en caso de que fuese necesario, de la maquinaria y de los útiles de los que disponemos en el comedor escolar. Este mantenimiento se llevará a cabo siguiendo las recomendaciones del fabricante incluidas en las instrucciones de los aparatos. Se retirarán los equipos que presenten signos evidentes de corrosión u oxidación y, en cuanto al utillaje, se revisará en el momento de la limpieza, desechando aquel que presente roturas, despuntados, esquirlas, etcétera.

De manera diaria se comprobará y anotará la temperatura de las cámaras frigoríficas para mantener la cadena de frío. Además, se observará de manera continua que los cierres son herméticos. Se comprobará el normal funcionamiento de los ventiladores, el alumbrado interior y la formación de escarcha en los evaporadores.

Por último, en cuanto a la calibración de los termómetros de control de temperatura, como en el resto de casos, se hará una comprobación siempre antes del inicio del curso y, además, se calibrarán cada vez que se crea necesario, aunque, como mínimo, se deberá hacer las veces que vengan recogidas en las instrucciones o procedimientos de la empresa que nos los ha proporcionado.

3.2. Útiles e instalaciones

Nos centraremos en este punto en el mantenimiento de las instalaciones, ya que el mantenimiento de los útiles se ha tratado junto al mantenimiento de la maquinaria de cocina.

Como instalaciones entendemos:

- Suelos, paredes y techos (cocina, comedor, almacenes...).
- Puertas y ventanas (estado en general, estados de las mosquiteras, estado de las lamas de entrada...).
- Conducción de agua potable.
- Instalación eléctrica (interruptores, cuadros eléctricos, focos de luz...).
- Sistemas de evacuación (desagües, sifones...).

Un ejemplo de las tareas de mantenimiento que se pueden realizar en las instalaciones, junto a una adecuada limpieza y desinfección, sería:

- Suelos, paredes y techos: en general y antes de empezar el curso escolar, se realizará un mantenimiento de las distintas instalaciones. Después, de una manera continua, pero sin una periodicidad concreta, se harán comprobaciones visuales del estado general de las instalaciones procediendo a un mantenimiento correctivo en el caso de que se detecte alguna grieta, desconchado, humedad, etcétera.

- Puertas y ventanas: igual que en el caso anterior, se realizará un mantenimiento del funcionamiento y del estado del aislamiento de puertas y ventanas previo al inicio del curso escolar; de manera constante durante el mismo, se hará una comprobación visual del estado de las mismas, procediendo a arreglar los desperfectos encontrados a la mayor brevedad posible.

- Conducción de agua potable: con un mantenimiento general antes del inicio de curso, se puede hacer una vigilancia diaria o continua, para proceder de manera inmediata a la reparación que sea necesaria. Se revisarán en este caso los lavamanos, los fregaderos, las válvulas y elementos de cierre, las conexiones a los equipos, etcétera.

■ Instalación eléctrica: al igual que el resto de instalaciones, se hará un manteni-miento general antes del inicio de curso y una observación constante del estado de focos, interruptores, etc., llevando a cabo un mantenimiento correctivo en el caso de que fuese necesario. Los insectocutores se controlarán cada vez que la empre sa de gestión de plagas visite el comedor escolar.

■ Sistemas de evacuación: mantenimiento general al inicio del curso, además de un mantenimiento continuo mediante comprobación visual del estado de los des-agües, rejillas, etc., para asegurar que se evacuan de manera rápida los desechos líquidos y que desagües y rejillas no se atasquen, así como para evitar que insec-tos y roedores puedan salir por los mismos.

Todas estas operaciones, programadas o no, quedarán registradas en el plan APPCC del comedor escolar.

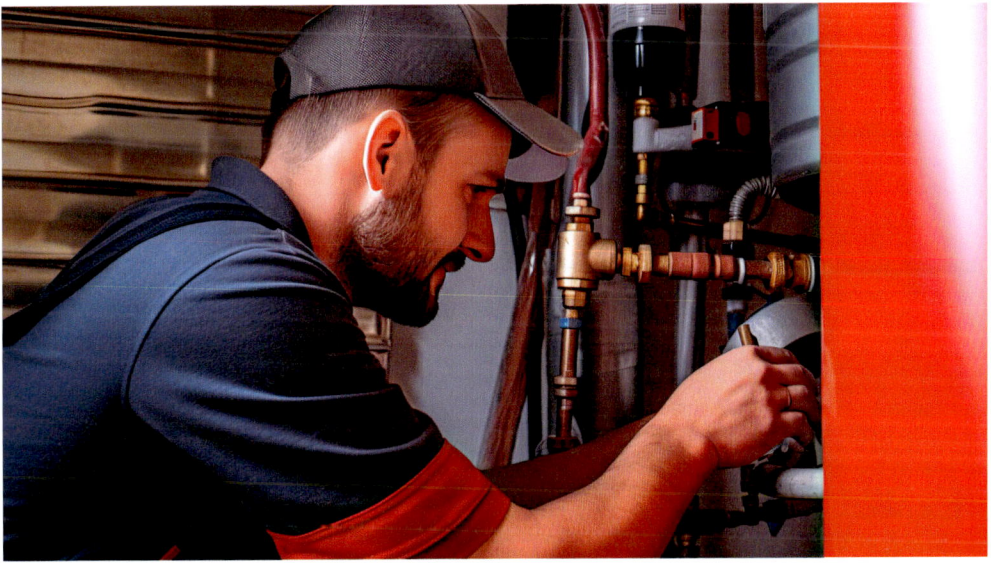

Figura 3.2. Es muy importante mantener un mantenimiento continuo de instalaciones, maquinaria y útiles en el comedor escolar.

3.3. Anexos

Como venimos haciendo hasta ahora en este manual, en estos anexos daremos ejem-plos de los registros que se pueden utilizar para llevar un control de las actividades de mantenimiento realizadas en el comedor escolar (R01), además, se ha incluido un re-gistro de control de temperaturas del almacén en frío (R02), el cual se debe realizar a diario para controlar que la temperatura del almacén es la correcta para la buena con-servación de los alimentos, llevándose a cabo y teniendo un registro diferente en to-dos los almacenes de los que disponga el comedor escolar.

Tabla 3.1. Registro de mantenimiento de instalaciones y equipos

EDUCATION ACADEMY	PLAN DE MANTENIMIENTO		R01 MANTENIMIENTO DE INSTALACIONES Y EQUIPOS
			CURSO
Zona/equipo	Fecha	Incidencia/ operación realizada	Persona o empre-sa responsable	Observaciones
Aquí aparecerá la instalación, el equipo, la maquinaria, el almacén, etc., donde vamos a llevar a cabo las labores de mantenimiento				

Tabla 3.2. Registro del control de temperaturas del almacén de frío

EDUCATION ACADEMY	PLAN DE MANTENIMIENTO															R02 CONTROL DE TEMPERATURAS: ALMACÉN EN FRÍO															
																RESPONSABLE									CURSO						
	1	2	3	4	5	6	7	8	9	10	11	12	13	14	15	16	17	18	19	20	21	22	23	24	25	26	27	28	29	30	31
SEPTIEMBRE																															
OCTUBRE																															
NOVIEMBRE																															
DICIEMBRE																															
ENERO																															
FEBRERO																															
MARZO																															
ABRIL																															
MAYO																															
JUNIO																															
OBSERVACIONES																															

▶ ACTIVIDAD 3.1

Imagina que eres la persona encargada del plan de mantenimiento en un comedor escolar y necesitas elaborar una lista de verificación para asegurarte de que todos los equipos de cocina están en buen estado y funcionando correctamente.

1. Escribe una lista de los equipos y utensilios de cocina que se utilizan en el comedor escolar como, por ejemplo, horno, extractor, cámaras de frío, cubiertos o platos, entre otros.

2. Para cada equipo, establece una serie de puntos clave que debes revisar regularmente para garantizar su correcto funcionamiento. Esto podría incluir aspectos como:

    - El estado general del equipo (sin óxido, daños visibles, etc.).
    - La limpieza y mantenimiento regular del equipo.
    - El correcto funcionamiento de las partes móviles y componentes importantes.
    - El estado de los cables y enchufes eléctricos (si aplica).
    - La temperatura y nivel de refrigeración (en el caso de las cámaras).
    - La efectividad de la ventilación y extracción de humo (en el caso de la estufa).

3. Diseña una tabla donde aparezca lo siguiente:

    - Equipo/utensilios sobre los que hay que realizar el mantenimiento.
    - Periodicidad con la que se deben realizar las revisiones en los equipos, ya sea diariamente, semanalmente o mensualmente.
    - Persona responsable de llevar a cabo el mantenimiento y comprobar su eficacia.
    - Acción correctora en el caso de que el mantenimiento preventivo no sea suficiente.
    - Casilla para anotar si se ha verificado el proceso y si este ha sido positivo.

Recuerda que un plan de mantenimiento adecuado ayudará a garantizar la seguridad y eficiencia de los equipos en un comedor escolar, lo que a su vez brindará un servicio de calidad a los estudiantes.

Resumen del tema:

- El objetivo del plan de mantenimiento es garantizar el mantenimiento de las instalaciones, la maquinaria y los equipos utilizados en el comedor escolar, asegurando su funcionamiento correcto y previniendo averías y deterioros.

- Existen dos tipos de mantenimiento: preventivo y correctivo, que se llevarán a cabo dependiendo del tipo de avería que nos encontremos.

- Un plan de mantenimiento adecuado ayudará a garantizar la seguridad y eficiencia de los equipos en un comedor escolar, lo que a su vez brindará un servicio de calidad a los estudiantes.

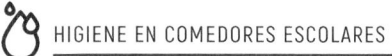

EVALUACIÓN

3.1. ¿Cuál es el objetivo del plan de mantenimiento en el comedor escolar?

a) Asegurar que los alimentos estén frescos.

b) Prevenir averías y deterioros en las instalaciones y maquinaria.

c) Controlar la temperatura de los alimentos.

d) Garantizar la limpieza diaria del comedor.

3.2. ¿Qué tipo de mantenimiento se realiza de forma preferente al finalizar el proceso de elaboración de alimentos?

a) Mantenimiento predictivo.

b) Mantenimiento correctivo.

c) Mantenimiento preventivo.

d) Mantenimiento exprés.

3.3. ¿Qué tipo de mantenimiento se llevará a cabo en la maquinaria en caso de averías?

a) Mantenimiento predictivo.

b) Mantenimiento correctivo.

c) Mantenimiento preventivo.

d) Mantenimiento exprés.

3.4. ¿Qué elementos forman parte de la maquinaria y equipos básicos de un comedor escolar?

a) Puertas y ventanas de las clases.

b) Camas y armarios.

c) Equipos de frío, de mantenimiento en caliente, sistemas de extracción de humos, etcétera.

d) Todo el recinto del colegio.

3.5. ¿En qué momento se realizará la calibración de las básculas utilizadas para pesar ingredientes?

a) Al inicio del curso escolar.

b) Una vez al mes.

c) Cada semana.

d) No es necesario calibrarlas.

3.6. ¿Qué se comprobará y anotará de manera diaria en las cámaras frigoríficas?

a) El estado de la comida.

b) La humedad interior.

c) La temperatura para mantener la cadena de frío.

d) La cantidad de alimentos guardados.

3.7. ¿Qué se revisará antes del inicio del curso escolar en las instalaciones del comedor escolar?

a) El estado de aseo del personal de mantenimiento.

b) La higiene de los alimentos.

c) El funcionamiento y estado general de suelos, paredes y techos, puertas y ventanas, conducción de agua potable, etcétera.

d) La disponibilidad de los utensilios de cocina.

3.8. ¿En qué momento se hará una revisión constante del estado de focos, interruptores, etc. de la instalación eléctrica?

a) Al inicio del curso escolar.

b) Antes de comenzar la hora de comida.

c) Durante el horario de limpieza.

d) Periódicamente durante el curso escolar.

3.9. ¿Qué se controlará cada vez que la empresa de gestión de plagas visite el comedor escolar?

a) La temperatura de los alimentos.

b) El control de calidad de los utensilios de cocina.

c) Los insectocutores.

d) La limpieza de las mesas.

3.10. ¿En qué documento se registrarán todas las operaciones de mantenimiento en el comedor escolar?

a) En el libro de visitas del colegio.

b) En el plan APPCC del comedor escolar.

c) En los certificados de calidad de los alimentos.

d) En las instrucciones de trabajo de los empleados.

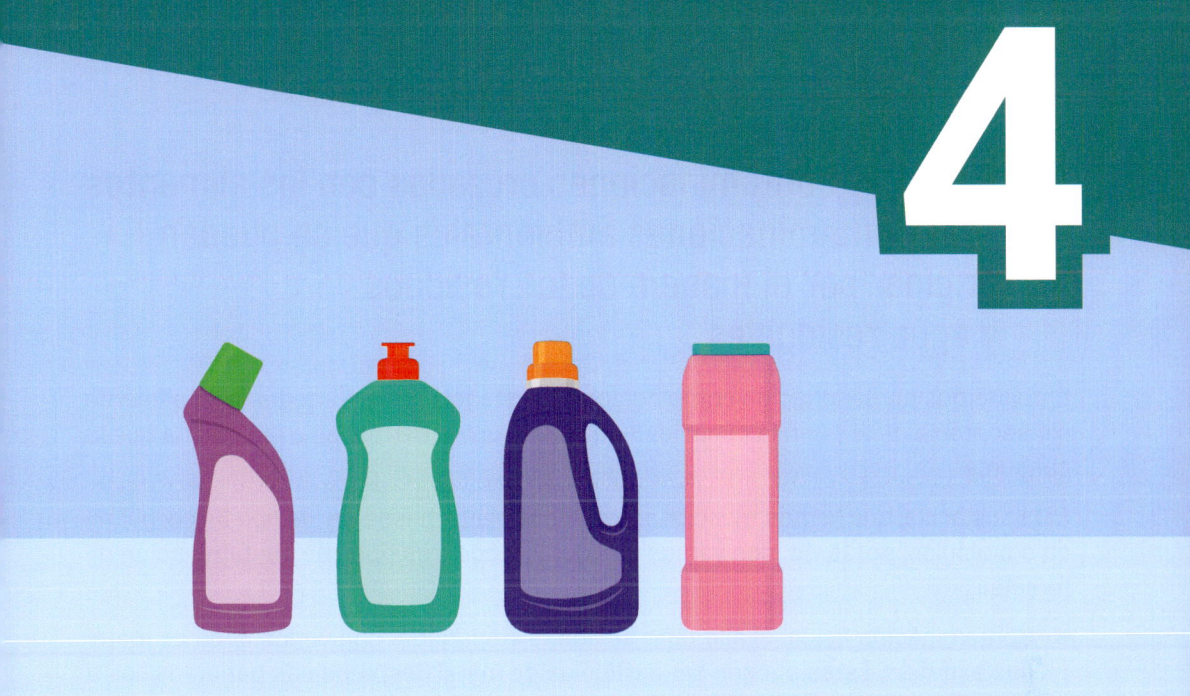

Limpieza y eliminación de desechos y residuos

4.1. Evitar las contaminaciones cruzadas con los alimentos y las contaminaciones ambientales que se puedan originar por el manejo de los residuos y agua residuales

Entendemos contaminación como cualquier sustancia que se integra en el alimento sin ser propia de él y con la capacidad de causar una enfermedad a la persona que lo consume.

Esta sustancia, que hemos mencionado anteriormente, puede ser de tipo físico, químico o biológico, por tanto, nos vamos a encontrar con tres tipos de contaminación diferentes:

- Contaminación física: el alimento se puede contaminar con varios tipos de materias extrañas. Estas pueden ser partículas de metal desprendidas por utensilios o equipos, pedazos de vidrio por rotura de lámparas o bombillas, pedazos de madera procedentes de palés o de tarimas, anillos, pendientes, lapiceros, pulseras u otros, que pueden caer en el alimento y contaminarlo.

  Este tipo de contaminantes, y en especial los de metal o vidrio, son potencialmente capaces de producir heridas internas en quien ingiere un alimento contaminado con este tipo de objetos.

  Asimismo, encontrarse un pelo o un insecto en un alimento también se considera contaminación física.

- Contaminación química: normalmente, este tipo de contaminación ocurre durante la producción primaria del alimento. Serían ejemplos de esta contaminación los residuos que quedan de sustancias utilizadas para controlar las plagas en los cultivos como fertilizantes, o los medicamentos administrados a animales enfermos que luego son sacrificados.

  Otra forma de darse este tipo de contaminación puede ser durante las etapas de transporte, de almacenamiento o de elaboración, al entrar en contacto los alimentos con sustancias tóxicas como plaguicidas, combustibles, lubricantes (de la propia maquinaria), pinturas, detergentes o desinfectantes (por una mala limpieza y desinfección), etcétera.

- Contaminación biológica: este tipo de contaminación incluye bacterias, parásitos y virus. El mayor problema lo constituyen las bacterias, ya que su capacidad de reproducirse sobre el alimento, hasta cantidades que pueden hacer enfermar al consumidor, es muy elevada. Además, pueden producir toxinas que también derivarán en una enfermedad de la persona que los ingiere. Su capacidad de reproducción es tal que son capaces, en unas pocas horas, de que se formen grupos o colonias de millones de bacterias que no son visibles a simple vista y, por tanto, muy peligrosas.

La contaminación biológica (o microbiológica) puede llegar al alimento por medio del operario, por contacto con alimentos contaminados o con superficies contaminadas como mesas, recipientes, utensilios o equipos que estén contaminados. También puede llegar a través de insectos o roedores (moscas, hormigas, cucarachas, ratones y ratas, aves o incluso animales domésticos) que están en contacto con el alimento.

Cuando hablamos de que un tipo de contaminación se produce por contacto con alimentos contaminados, o superficies también contaminadas, nos referimos a la **contaminación cruzada**.

Hablaremos de contaminación cruzada directa cuando los alimentos se ponen en contacto entre ellos y se contaminan entre sí (contaminación de alimento a alimento) y se daría en casos como cuando, para elaborar una ensalada, mezclamos alimentos crudos con alimentos cocinados o como cuando en nuestra nevera tenemos un producto descongelándose y gotea líquido de él.

La contaminación cruzada indirecta se da cuando los microorganismos pasan de un alimento a otro a través de los utensilios o superficies de trabajo como tablas de cortar o cuchillos y también mediante la manipulación de los alimentos. Varios ejemplos pueden ser:

- Mala higiene de las manos a la hora de manipular alimentos; cuando no nos lavamos después de manipular un alimento crudo, por ejemplo.

- Usar el mismo cuchillo para cortar carne cruda y luego, por ejemplo, una verdura.

- Si troceamos pescado crudo en una tabla que limpiamos con papel secante y en la que después vamos a partir pan.

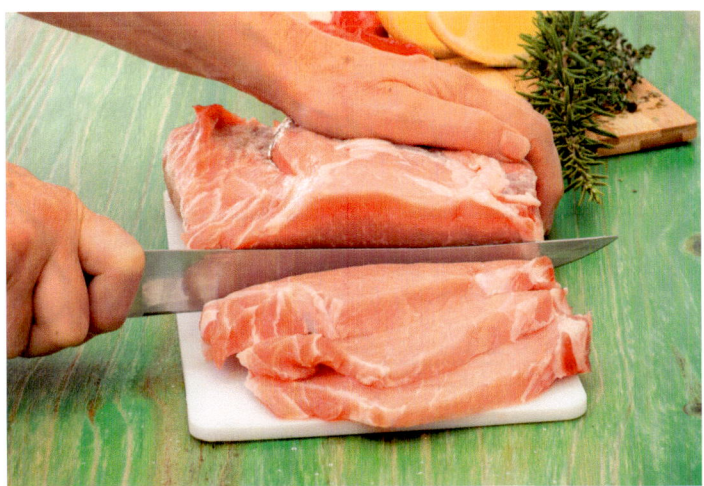

Figura 4.1. La contaminación cruzada puede darse después de cortar carne cruda.

▶ ACTIVIDAD 4.1

Imagina que estás preparando una comida en la cocina del comedor escolar donde trabajas y se te ha olvidado lavarte las manos después de haber manipulado carne cruda. A lo largo del proceso de preparación, cometes varios errores que pueden causar contaminación cruzada. Indica de qué tipo de contaminación cruzada se trata en cada caso:

1. Después de manipular la carne cruda, tocas la lechuga que será utilizada para hacer una ensalada.

2. Utilizas el mismo cuchillo y tabla de cortar que has utilizado para cortar la carne cruda, para cortar las verduras, que serán salteadas junto con la carne.

3. Dejas la carne cruda, sin tapar, al lado de los huevos que serán utilizados para hacer una tortilla.

4. Utilizas las mismas manos con las que has tocado la carne cruda para abrir una lata de tomate que será añadido a la salsa.

Como ya hemos visto, la contaminación de los alimentos proviene de diferentes fuentes: la contaminación física, la química y la biológica; siendo esta última la más importante, ya que es la responsable de la mayoría de las enfermedades originadas por el consumo de alimentos.

Los microorganismos causantes de esta contaminación tienen en común que son organismos vivos, principalmente microorganismos que se encuentran en el alimento y que, en condiciones ideales de temperatura, humedad, pH, etc., se multiplican con mucha rapidez. Además, al tratarse de organismos microscópicos, no se pueden detectar a simple vista.

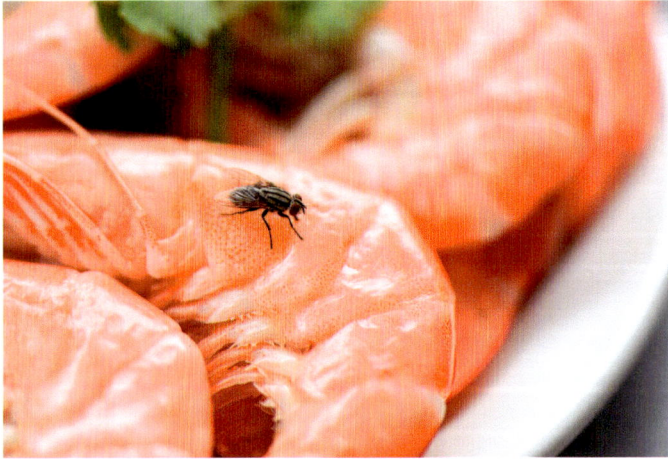

Figura 4.2. Alimento contaminado de manera física y biológica.

Las enfermedades causadas por el consumo de alimentos en mal estado reciben el nombre de enfermedades de transmisión alimentaria (ETA) o toxiinfecciones, ya que los microorganismos son transmitidos a través de los alimentos. Estas enfermedades se clasifican según el comportamiento del microorganismo:

- **Infecciones alimentarias:** se producen al ingerir alimentos que contienen algún microorganismo patógeno que, al ingresar en el organismo, comienza a proliferar. Un ejemplo sería la salmonelosis.

- **Intoxicaciones alimentarias:** tienen lugar cuando lo que está presente en el organismo no son los microorganismos en si, sino las toxinas producidas por ellos, como por ejemplo el botulismo.

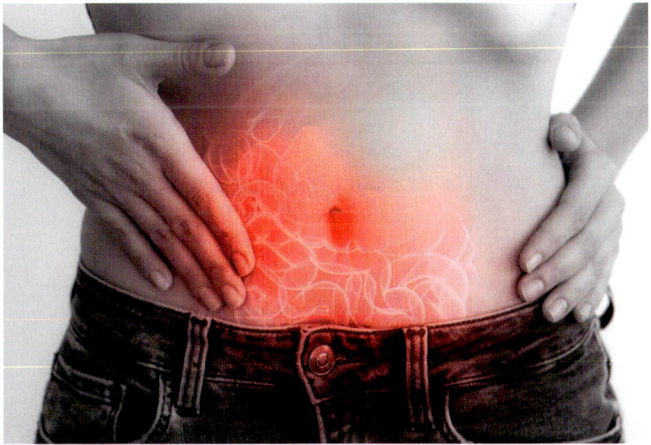

Figura 4.3. Las toxiinfecciones alimentarias provocan, entre otros síntomas, dolores abdominales.

En relación al ser humano, los microorganismos se pueden clasificar como:

- **Flora banal o no patógenos:** son los microorganismos que se encuentran en los alimentos o en el propio medio ambiente, entre otros, y que no causan ningún daño al ser humano, aunque están implicados en las reacciones que deterioran los alimentos.

- **Beneficiosos:** son los utilizados en la transformación de los alimentos como los empleados en la elaboración de quesos, cerveza, pan, embutidos, etcétera.

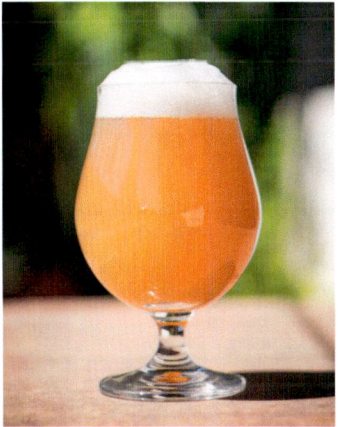

Figura 4.4. La levadura utilizada en la elaboración de la cerveza es un microorganismo beneficioso.

- **Patógenos:** son los que tiene mayor importancia, ya que son los responsables de producir las enfermedades alimentarias. Entre ellos, destacamos las bacterias, los virus, los parásitos y los mohos.

— **Bacterias:** son las responsables de la mayoría de las enfermedades de transmisión alimentaria. Salmonelosis (*Salmonella*), listeriosis (*Listeria monocytogenes*), botulismo (*Clostridium botulinum*), *Escherichia coli*, etcétera.

— **Virus:** son los responsables de la hepatitis A. Necesitan invadir células de otro ser vivo para poder reproducirse.

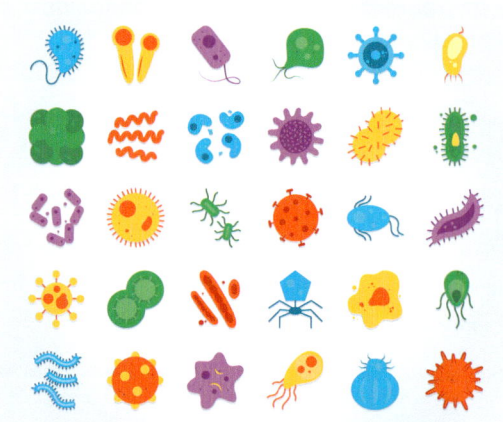

Figura 4.5. Diferentes tipos de virus y bacterias.

— **Parásitos:** viven a expensas de otros organismos de los que obtienen un beneficio. El parásito más conocido es el anisakis que se puede encontrar en el pescado y cuyas larvas se desarrollan en el aparato digestivo humano al ingerir pescado crudo o poco cocinado. Otro ejemplo sería la triquinosis, producida al ingerir carne de cerdo contaminada con *Trichinella spiralis*.

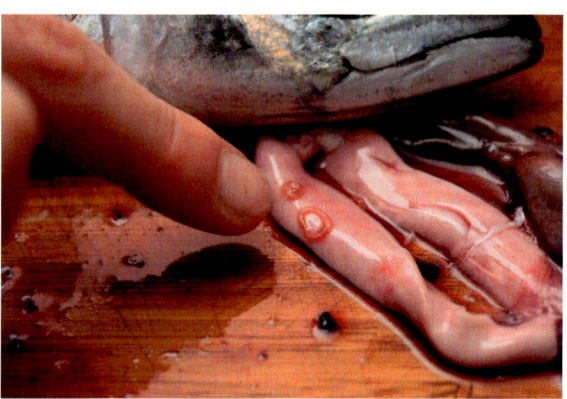

Figura 4.6. Anisakis en pescado.

— **Mohos:** crecen en ambientes húmedos y ocasionan alteraciones en los alimentos. Algunos de ellos (*Aspergillus*) pueden producir micotoxinas que, al penetrar en el alimento y posteriormente ser consumidas por el hombre, pueden producir micotoxicosis que, a la larga, puede ser cancerígena.

Por tanto, una toxiinfección alimentaria es el resultado de ingerir alimentos en mal estado con presencia de microorganismos patógenos o sus toxinas. Estas toxiinfecciones serán más o menos graves dependiendo de la cantidad de alimento ingerido, de nuestro estado de salud y del tipo de microorganismo que hayamos ingerido, ya que hay microorganismos que solo nos provocarán los síntomas de los que hemos hablado anteriormente, pero hay otros que incluso nos podrían llevar a la muerte, como es el caso de la *Listeria monocytogenes* o el *Clostridium botulinum*.

▶ ACTIVIDAD 4.2

Con la ayuda de internet, investiga cuáles son los síntomas principales de las siguientes enfermedades:

- Salmonelosis

- Listeriosis

- Triquinosis

- Botulismo

- Anisakiasis

Añade a esa información qué alimentos son sensibles a los microorganismos que provocan estas enfermedades, las características que tienen y qué medidas de prevención se deberían tomar para evitar la contaminación de los alimentos por esos microorganismos.

En cuanto a los residuos generados debemos garantizar que estos se almacenen, se retiren y sean tratados y eliminados de manera higiénica y de forma que no contaminen tanto de manera directa como de manera indirecta los productos alimenticios y al centro donde nos encontramos. Además, esta retirada no deberá perjudicar el medioambiente.

Para ello, deberemos conocer los tipos de residuos que se generan en un comedor escolar y qué medidas llevaremos a cabo para evitar contaminaciones y respetar el medioambiente.

Los residuos que normalmente se generan en un comedor escolar son los siguientes:

- Envases vacíos de materias primas como pueden ser bolsas, cristales, cartón, plástico... Estos residuos son lo que se llaman residuos sólidos urbanos (RSU) por lo que serán recogidos por los servicios municipales.

■ Restos de elementos propios de la actividad de elaboración de comidas como son hojas de vegetales, restos de alimentos, alimentos alterados o vencidos..., igualmente, estos residuos son RSU.

■ Aceite de cocina que será recogido por un gestor autorizado quien entregará un documento acreditativo que indique que se ha hecho la retirada.

■ Aguas residuales procedentes del proceso de elaboración de las comidas y también de la aplicación del plan de limpieza y desinfección de las instalaciones. Estas aguas, al tener poca carga orgánica, se vierten directamente a la red de saneamiento general.

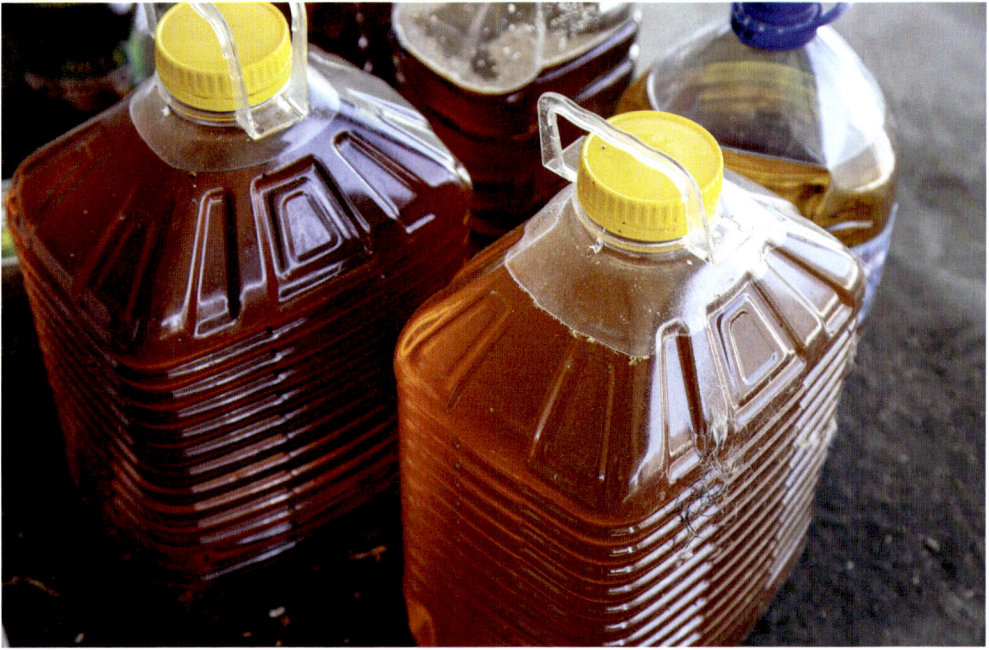

Figura 4.7. Aceite de cocina usado.

Controlar y gestionar los residuos generados es muy importante, ya que, un trabajo defectuoso en este aspecto, puede desembocar en la aparición de diferentes peligros que pueden ser:

■ Microbiológicos: existe la posibilidad de que se dé una contaminación durante la preparación, la elaboración y/o la transformación del alimento si la retirada y el almacenamiento de los residuos no es la adecuada.

■ Físicos: hablamos de restos de embalaje, de envasado o incluso restos del propio proceso de manipulación como cáscaras, peladuras etc., que pueden aparecer en el producto final si no se retiran en el momento y de la manera adecuados.

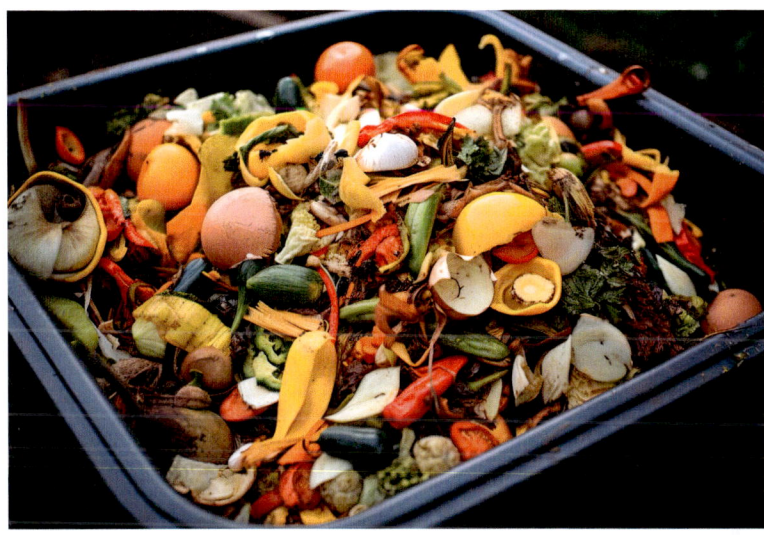

Figura 4.8. Los restos de comida se deben retirar lo más rápido posible de la zona de elaboración.

Para el control de estos dos peligros, llevaremos a cabo las siguientes actividades:

- Los desperdicios generados durante la elaboración se retirarán lo más rápidamente posible de las zonas de trabajo.

- Se utilizarán contenedores estancos con cierre para depositar los residuos generados (sobre todo los orgánicos) a no ser que se autorice otro tipo por su idoneidad. Estos contenedores serán de fácil limpieza y desinfección y estarán en buen estado. Además, su mecanismo de apertura será mediante pedal para evitar el contacto manual.

- Tendremos que diseñar los flujos de eliminación de residuos y de las zonas de almacenamiento de estos, de forma que se puedan mantener limpios, libres de animales y organismos nocivos y, además, no se crucen con los flujos de elaboración del producto. Si fuese necesario, deberán almacenarse en refrigeración.

- Los residuos de la cocina se retirarán cada vez que los contenedores lo requieran y, al final de la jornada, estos quedarán todos vacíos al igual que el almacén de residuos en el caso de que exista o bien los contenedores que corresponden al comedor escolar.

4.2. Anexos

Como en los puntos análogos de las unidades anteriores, se va a presentar un ejemplo de un cuadro de registro en el que aparezcan los puntos a los que debamos prestar especial atención para evitar contaminaciones. Estos se comprobarán con la frecuencia que se haya señalado en el plan de gestión de residuos y se señalará si son o no aptos en el momento de la verificación; en el caso de no serlo, se indicará cuál ha sido la medida correctora para subsanar dicha no conformidad.

Tabla 4.1. Registro del plan de gestión de residuos

EDUCATION ACADEMY	PLAN DE GESTIÓN DE RESIDUOS		
	APTO	**NO APTO**	**MEDIDA CORRECTORA**
Cubos de basura apertura no manual y limpios			
Bolsas un solo uso			
Tapaderas cerradas			
Basura acumulada			
Retirada aceite usado			
FECHA/CURSO		**RESPONSABLE**	
OBSERVACIONES			

Resumen del tema:

- Los alimentos se pueden contaminar de manera física, de manera química y de manera microbiológica, siendo esta la más peligrosa, ya que ni se ve ni se huele y el alimento no muestra un sabor extraño.

- Los residuos que genera un comedor escolar son residuos sólidos urbanos, aguas residuales y residuos grasos.

- Los residuos se eliminarán lo más pronto posible para evitar contaminaciones.

EVALUACIÓN

ACTIVIDADES FINALES

4.1. ¿Qué es la contaminación física en los alimentos?

a) La presencia de bacterias, parásitos y virus.

b) La presencia de sustancias químicas nocivas.

c) La presencia de partículas extrañas como metales, vidrio o madera.

d) La presencia de aceite de cocina contaminado.

4.2. ¿Qué es la contaminación química en los alimentos?

a) La presencia de bacterias, parásitos y virus.

b) La presencia de sustancias nocivas utilizadas en la producción de alimentos.

c) La presencia de residuos de embalajes.

d) La presencia de aguas residuales contaminadas.

4.3. ¿Cuál es el mayor problema en la contaminación biológica de los alimentos?

a) La presencia de parásitos.

b) La presencia de virus.

c) La capacidad de las bacterias de reproducirse rápidamente.

d) La presencia de agentes tóxicos.

4.4. ¿Qué es la contaminación cruzada directa en los alimentos?

a) Cuando los microorganismos se transmiten a través de utensilios y superficies de trabajo.

b) Cuando los alimentos se contaminan entre sí.

c) Cuando los alimentos se ponen en contacto con insectos o roedores.

d) Cuando se vierten aguas residuales en la red de saneamiento.

4.5. ¿Cuáles son los residuos generados en un comedor escolar?

a) Aceite de cocina y aguas residuales.

b) Envases vacíos y restos de alimentos.

c) Lámparas rotas y hojas de vegetales.

d) Combustibles y lubricantes.

4.6. ¿Por qué es importante controlar y gestionar los residuos en un comedor escolar?

a) Para evitar la presencia de bacterias en los alimentos.

b) Para respetar al medio ambiente y prevenir la contaminación.

c) Para reducir los costos de producción.

d) Para mantener las instalaciones limpias y ordenadas.

4.7. ¿Cuál es uno de los peligros que puede resultar de un manejo defectuoso de los residuos?

a) Presencia de sustancias químicas nocivas en los alimentos.

b) Aparición de bacterias en la superficie de trabajo.

c) Contaminación microbiológica durante la preparación de alimentos.

d) Pérdida de la frescura de los alimentos.

4.8. ¿Qué actividades se deben llevar a cabo para controlar los peligros microbiológicos y físicos relacionados con los residuos?

a) Retirar rápidamente los desperdicios de las zonas de trabajo.

b) Almacenar los residuos en contenedores sucios.

c) Eliminar los residuos solo al final de la jornada laboral.

d) Diseñar flujos de eliminación de residuos que se crucen con las áreas de elaboración de alimentos.

4.9. ¿Cuál es la forma más adecuada de almacenar y desechar los residuos de un comedor escolar?

a) Almacenar los residuos en contenedores estancos con cierre y desinfectarlos regularmente.

b) Tirar los residuos en cualquier contenedor disponible.

c) Almacenar los residuos en el refrigerador para evitar la contaminación.

d) Dejar los residuos acumulados en las zonas de trabajo.

4.10. ¿Quién debe ser responsable de recoger y tratar los residuos generados en un comedor escolar?

a) Los padres de los estudiantes.

b) Los servicios municipales de recolección de basura.

c) Un gestor autorizado de residuos.

d) El personal de limpieza del comedor.

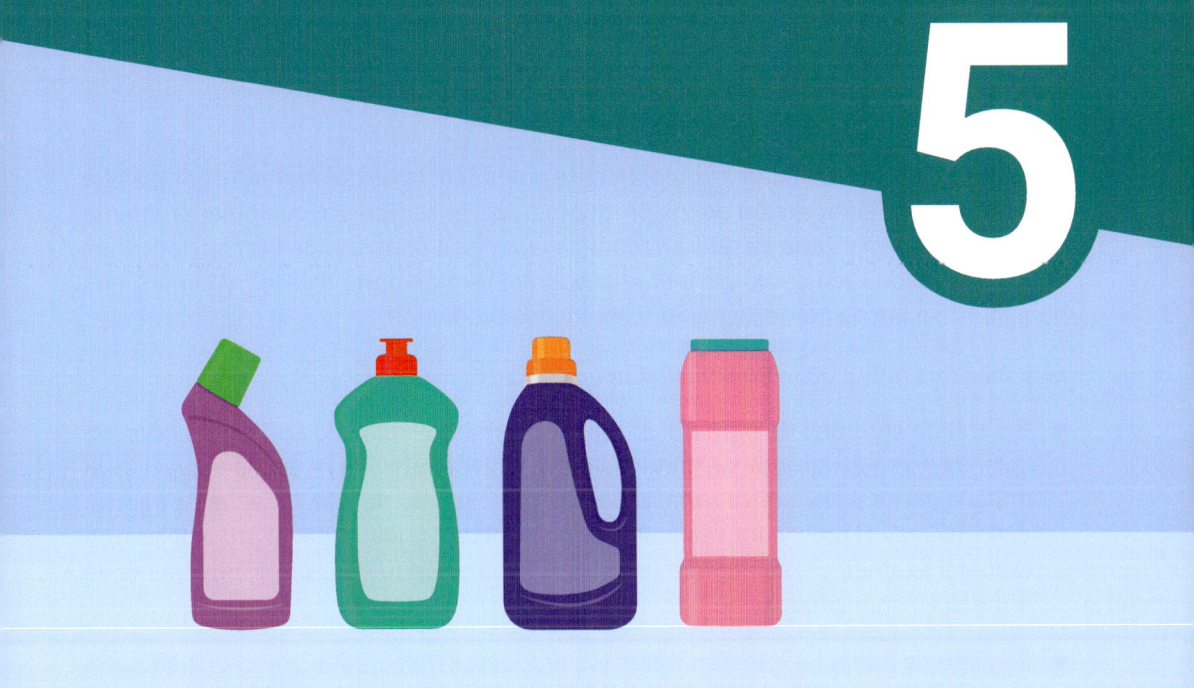

Trazabilidad

El objetivo de la trazabilidad es identificar la procedencia de las materias primas que utilizamos en la elaboración de los productos. Así, si se detecta cualquier problema de seguridad alimentaria se podrán retirar, en un plazo concreto de tiempo, todos los platos elaborados, así como los ingredientes que forman parte de ellos. Además, nos dará información de cómo se han distribuido los productos.

Este plan de control de la trazabilidad debe contener, al menos:

- Control de entradas de materias primas y productos utilizados en el comedor escolar (registro de entrada de materias primas). Se anotará la fecha de recepción, la materia prima de la que se trata, la cantidad, el número de lote, la fecha de caducidad, quién es el proveedor, resultado del control de temperatura (si procede), resultado del examen organoléptico (si procede), etiquetado correcto y, finalmente, la firma del responsable.

- Registro de lotes. Se lotearán todos los productos elaborados por lo que anotaremos la fecha de entrada y la fecha de finalización de uso, anotaremos todos los ingredientes (materias primas) usados junto con todas sus características y daremos un número de lote a cada producto elaborado.

- Platos testigo, se procederá a guardar refrigerada o congelada una cantidad igual o mayor a 100 gramos de cada plato del menú en recipiente estéril, durante, al menos, siete días, identificando la fecha y hora de la toma de la muestra según el Real Decreto 1021/2022, de 13 de diciembre, por el que se regulan determinados requisitos en materia de higiene de la producción y comercialización de los productos alimenticios en establecimientos de comercio al por menor. Si el colegio tiene cocina propia, este plato testigo se recogerá después de cada elaboración, y en el caso de que los alimentos vengan de una cocina central, se tomará una muestra en la cocina antes de que el producto salga de allí y otra muestra se recogerá a la llegada del producto.

- Anotar el destino de los productos (registro de salida). En el caso que los menús vengan de una empresa externa. Si el colegio tiene cocina propia, no se hará este registro, ya que los productos elaborados se consumen en el día.

- Es importante que en el almacén se compruebe de manera periódica, y antes de cada uso, la fecha de caducidad de los productos alimenticios en existencia, rotando los productos de forma que siempre tengamos a mano los de un consumo más próximo (sistema FIFO).

- Todos los productos alimentarios que se usen procederán de establecimientos autorizados y vendrán acompañados de la documentación que nos asegure su procedencia. Ahí anotaremos la fecha de recepción en la cocina y la fecha en la que hemos finalizado su uso. También guardaremos las facturas y albaranes correspondientes durante un tiempo prudencial.

■ Cada vez que se adquiera un nuevo producto, como ya hemos dicho, comprobaremos el etiquetado del mismo y su fecha de consumo preferente (o caducidad) rechazando aquello que no se corresponda con lo prescrito en el envase. En los productos frescos, haremos un control organoléptico del producto.

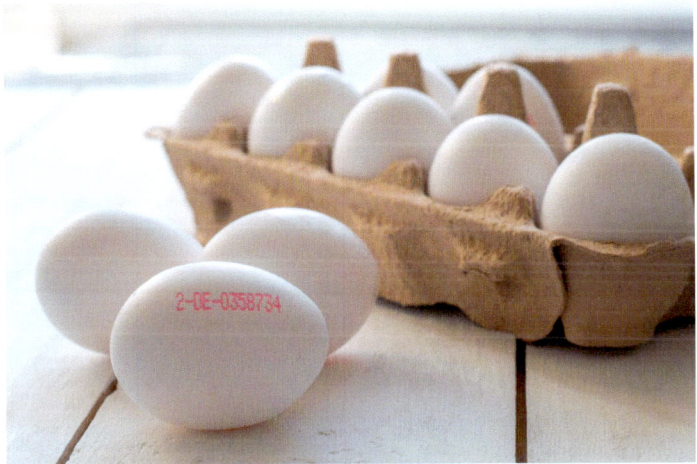

Figura 5.1. Trazabilidad del huevo.

▶ **ACTIVIDAD 5.1**

Investiga en internet el significado de los números grabados en los huevos de gallina que compras en el supermercado y escribe un breve resumen explicando qué representan.

5.1. Anexos

Como en los puntos análogos de las unidades anteriores, en estos anexos vamos a presentar varios ejemplos de tablas de registro que nos pueden ayudar a llevar a cabo el plan de trazabilidad de la empresa de comedor. En este caso, presentaremos el ejemplo de cuatro tablas, aunque cada empresa puede utilizar las que considere necesarias:

■ Control de materias primas (trazabilidad hacia atrás).

■ Parte de producción (trazabilidad del proceso).

■ Plato testigo (trazabilidad hacia delante).

■ Parte de incidencias.

Tabla 5.1. Registro del control de materias primas

	PLAN DE TRAZABILIDAD					R01 CONTROL DE MATERIAS PRIMAS				Responsable Curso			
Fecha recepción	Producto	Cantidad	N.º lote	Fecha consumo preferente	Proveedor	Temperatura		Higiene		Caracterís- ticas orga- nolépticas	Etiquetado	N.º lote interno
						Apto	No apto	Apto	No apto			

EDUCATION
ACADEMY

Tabla 5.2. Parte de producción

EDUCATION ACADEMY	**PLAN DE TRAZABILIDAD**	**R02** **PARTE DE PRODUCCIÓN**	
PLATO		**FECHA/CURSO**	
CANTIDAD		**LOTE PRODUCCIÓN**	
Materias primas	**Cantidad**	**Lote**	

OBSERVACIONES: en este registro se anotan las materias primas con las que se elabora cada plato para tener un registro de lotes. Un ejemplo de loteado podría ser DD/MM/AA + N. º (fecha completa de producción + un número que indica si es el primer o el segundo plato o se trata del postre).

Responsable del proceso de producción

Tabla 5.3. Parte de incidencias del plan de trazabilidad

EDUCATION ACADEMY	**PLAN DE TRAZABILIDAD**	**R04** **PARTE DE INCIDENCIAS**	
		CURSO	
Incidencia	**Medidas correctoras**	**Responsable**	**Fecha**

OBSERVACIONES: en este último registro, se señalarán las incidencias habidas en todo el proceso de trazabilidad, qué medidas correctoras se han tomado y quién ha sido la persona encargada de aplicarlas.

Tabla 5.4. Plato testigo

	PLAN DE TRAZABILIDAD								R03 PLATO TESTIGO		
DÍA	**PLATO**	**OK**	**RESPONSABLE**	**DÍA**	**PLATO**	**OK**	**RESPONSABLE**	**DÍA**	**PLATO**	**OK**	**RESPONSABLE**
1	PRIMERO			11	PRIMERO			21	PRIMERO		
	SEGUNDO				SEGUNDO				SEGUNDO		
	POSTRE				POSTRE				POSTRE		
2	PRIMERO			12	PRIMERO			22	PRIMERO		
	SEGUNDO				SEGUNDO				SEGUNDO		
	POSTRE				POSTRE				POSTRE		
3	PRIMERO			13	PRIMERO			23	PRIMERO		
	SEGUNDO				SEGUNDO				SEGUNDO		
	POSTRE				POSTRE				POSTRE		
4	PRIMERO			14	PRIMERO			24	PRIMERO		
	SEGUNDO				SEGUNDO				SEGUNDO		
	POSTRE				POSTRE				POSTRE		
5	PRIMERO			15	PRIMERO			25	PRIMERO		
	SEGUNDO				SEGUNDO				SEGUNDO		
	POSTRE				POSTRE				POSTRE		
6	PRIMERO			16	PRIMERO			26	PRIMERO		
	SEGUNDO				SEGUNDO				SEGUNDO		
	POSTRE				POSTRE				POSTRE		
7	PRIMERO			17	PRIMERO			27	PRIMERO		
	SEGUNDO				SEGUNDO				SEGUNDO		
	POSTRE				POSTRE				POSTRE		
8	PRIMERO			18	PRIMERO			28	PRIMERO		
	SEGUNDO				SEGUNDO				SEGUNDO		
	POSTRE				POSTRE				POSTRE		
9	PRIMERO			19	PRIMERO			29	PRIMERO		
	SEGUNDO				SEGUNDO				SEGUNDO		
	POSTRE				POSTRE				POSTRE		
10	PRIMERO			20	PRIMERO			30	PRIMERO		
	SEGUNDO				SEGUNDO				SEGUNDO		
	POSTRE				POSTRE				POSTRE		
MES/CURSO								31	PRIMERO		
									SEGUNDO		
									POSTRE		

OBSERVACIONES: en esta tabla anotaremos quien toma las muestras del plato testigo y si, efectivamente, estas se han tomado (se señalará con una X en cada caso). Este registro se complementa con el menú mensual que se entrega a las familias para saber de qué plato hemos tomado muestras cada jornada.

Resumen del tema:

- La trazabilidad de un alimento nos ayuda a conocer su origen: donde se ha fabricado, cuáles son sus materias primas, quién lo ha fabricado, cuándo se ha fabricado, cómo se ha fabricado, etc.

- En todos los comedores escolares se deberá guardar un plato testigo que nos servirá como muestra (7 días mínimo) en el caso de que se produzca una intoxicación alimentaria.

EVALUACIÓN

5.1. ¿Cuál es el objetivo de la trazabilidad en la industria alimentaria?

a) Identificar la procedencia de las materias primas.

b) Ahorrar costos en la producción.

c) Aumentar la vida útil de los productos.

d) Mejorar la presentación de los platos.

5.2. ¿Qué se anota en el registro de entradas de materias primas?

a) Fecha de recepción, materia prima, cantidad, número de lote, proveedor.

b) Fecha de caducidad, temperatura de almacenamiento, aspecto del producto.

c) Nombre del producto, características organolépticas, precio de compra.

d) Fecha de elaboración, número de trabajadores involucrados, horario de llegada.

5.3. ¿Qué se debe hacer con los platos testigo según el Real Decreto 1021/2022?

a) Guardarlos refrigerados o congelados durante al menos 7 días.

b) Desecharlos inmediatamente después de la toma de muestra.

c) Consumirlos antes de que pasen 24 horas.

d) Dejarlos a temperatura ambiente durante una semana.

5.4. ¿En qué casos se toma una muestra de los productos en la cocina?

a) Cuando se utilizan ingredientes nuevos.

b) Antes de que los productos salgan de la cocina.

c) Cada vez que se recibe un pedido.

d) Al llegar al colegio.

5.5. ¿Qué se debe anotar en el registro de salida de los productos?

a) Destino de los productos.

b) Fecha de producción.

c) Temperatura de almacenamiento.

d) Número de lotes utilizados.

5.6. ¿Qué se debe hacer antes de cada uso de los productos en el almacén?

a) Comprobar la fecha de caducidad.

b) Cambiar el etiquetado.

c) Realizar una rotación de productos.

d) Aceptar productos vencidos.

5.7. ¿De dónde deben proceder los productos alimentarios utilizados?

a) De establecimientos autorizados.

b) Del mercado negro.

c) De proveedores desconocidos.

d) De origen dudoso.

5.8. ¿Qué documentación se debe guardar para asegurar la trazabilidad de los productos?

a) Facturas y albaranes.

b) Tiques de compra.

c) Publicidad de los productos.

d) Cupones de descuento.

5.9. ¿Qué se debe comprobar cada vez que se adquiere un nuevo producto?

a) Etiquetado y fecha de caducidad.

b) Precio y calidad del producto.

c) Aspecto y sabor del producto.

d) Origen y procedencia del producto.

5.10. ¿Qué se debe hacer en los productos frescos según el plan de control de trazabilidad?

a) Realizar un control organoléptico.

b) Congelarlos inmediatamente.

c) Dejarlos a temperatura ambiente.

d) Almacenarlos en un lugar oscuro.

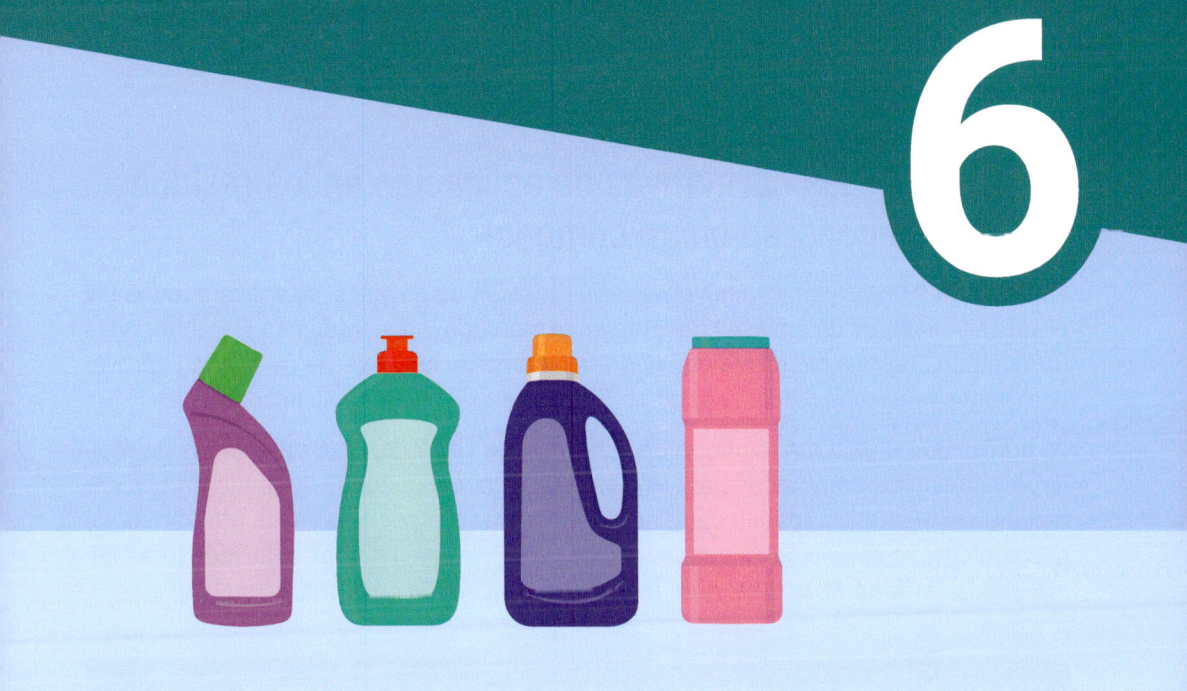

6

Sostenibilidad en la gestión de desechos y residuos

6.1. Conocer las normativas de aplicación en los residuos que se generan en un comedor

La Directiva 94/62, relativa a los envases y residuos de envases, se aplica a todos los envases y residuos de envases puestos en el mercado y generados en el interior de la Comunidad Europea, de forma que la gran mayoría de los envases se puedan aprovechar para su reciclaje o para la generación de energía mediante su incineración.

La norma que regula los residuos en España es la Ley 7/2022, de 8 de abril, de residuos y suelos contaminados para una economía circular, donde se recuerda que los residuos alimentarios «deben contar con un apartado específico en los programas de prevención y se establecen algunas medidas específicas dirigidas a las industrias alimentarias, las empresas de distribución y de restauración colectiva».

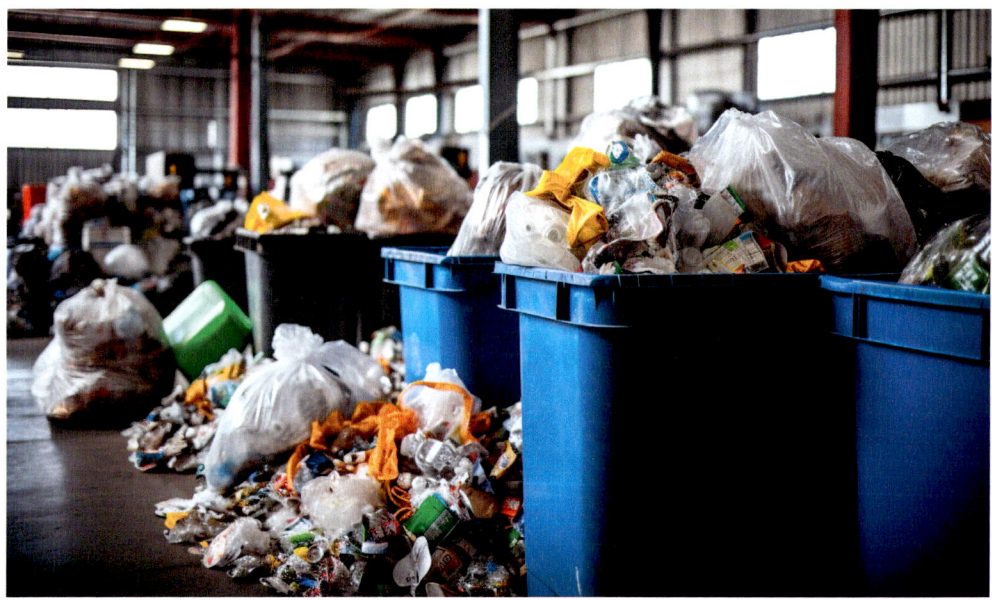

Figura 6.1. Existe normativa a nivel nacional y europeo en relación a los residuos generados en el comedor escolar.

6.2. Adaptar la gestión a las circunstancias de cada localidad y centro

Si hablamos de sostenibilidad en los comedores escolares, probablemente, nos venga a la cabeza el despilfarro de alimentos. Es cierto que en la mayoría de los comedores escolares se tiran, después de cada jornada, grandes cantidades de alimentos que son perfectamente viables. Además, aparte de toda la cantidad de alimentos que se eliminan también tenemos, como hemos dicho anteriormente, otro tipo de residuos que no son alimentarios y que también debemos eliminar de manera correcta (envases, plásticos, latas, cartones, cajas, etcétera).

La generación de residuos no solo tiene un elevado coste ambiental, sino que también va de la mano de otros problemas como pueden ser el coste económico de esta gestión que repercute en la empresa y los riesgos laborales que se presentan a la hora de manipular grandes envases o grandes cantidades de residuos. Estos problemas repercuten directamente en la imagen de la empresa que dirige el comedor escolar.

A continuación, vamos a proponer algunas ideas para reducir parte de esos residuos teniendo en cuenta las obligaciones municipales de cada localidad.

- Reducción de cantidades de comida

  Debemos ofrecer a cada niño la cantidad de alimento adecuada a su edad e incluso, una vez que ya se les conoce, ofrecerles la cantidad que sabemos que se van a comer sin problema para evitar así el desperdicio de alimentos.

- Uso de servilletas de tela para los usuarios

  Se está comenzando a implantar la costumbre de que cada niño traiga al comedor escolar su propia servilleta de tela, ya que esto reduce el impacto ambiental del comedor de una forma bastante significativa. Pensemos que, por ejemplo, en un colegio con 250 alumnos en el comedor se utilizan aproximadamente 45 000 servilletas de papel por curso.

- Compra a granel

  La compra a granel (y en ocasiones ecológica) de los productos que se usan en el comedor, como pueden ser las legumbres, disminuye de manera drástica el impacto ambiental; si, además, estos productos vienen envasados en material no plástico, el resultado es mucho mejor.

- Papel de aluminio y papel film en cantidades justas

  En el mercado existen cantidad de alternativas al uso de estos papeles desechables como pueden ser tapas o cubiertas de plástico reciclables para tapar las Gastronorm o las bandejas de los carros.

- Consumo responsable del papel de cocina

  En los comedores escolares se utiliza gran cantidad de papel desechable para secar o limpiar superficies y útiles de trabajo, además del uso que se le da en los baños, las mesas de comedor, los cristales, etc. Debemos reducir su uso exclusivamente al espacio dentro de la propia cocina para poder disminuir el gasto de papel.

- No necesitamos las cajas de nuestros proveedores

  Estas cajas son muy voluminosas y es difícil deshacerse de ellas, por lo que, de un tiempo a esta parte, se está optando por volcar el contenido de las cajas que traen nuestros proveedores en nuestras propias cajas que estarán adaptadas de mejor manera a nuestros espacios y son reutilizables.

Regla de las 3R (reducir, reutilizar, reciclar)

El objetivo de la regla de las 3R es mantener y cuidar el medioambiente mediante la reducción del volumen de residuos y basura que generamos.

Podemos decir que consiste en tirar menos cantidad de basura ahorrando dinero. De esta manera, nos convertimos en consumidores más responsables, ya que reduciremos nuestra huella de carbono.

La primera R es «reducir». Con reducir nos referimos a que podemos intentar minimizar o hacer más sencillo el consumo de todos aquellos productos que se compran y se consumen. Por ejemplo, si en lugar de comprar todos los días una botella pequeña de agua desechable para el trabajo, compramos tres más grandes que nos duren toda la semana, estaremos reduciendo el volumen de los envases generados.

La segunda R es «reutilizar» que significa darles una segunda vida a los objetos antes de desecharlos de manera definitiva. Esto reduce de manera considerable el volumen de basura generado y reduce el gasto a la hora de adquirir productos nuevos. En el colegio podemos utilizar, por ejemplo, los botes de cristal para hacer manualidades.

La tercera R es «reciclar». Consiste en convertir los residuos en nuevos productos. Probablemente, sea el paso más importante de los tres. Esto ayuda a reducir la cantidad de residuos que van a los vertederos y conservar los recursos naturales. En nuestra localidad, podemos informarnos de las formas y los lugares que existen para poder reciclar los residuos que generamos.

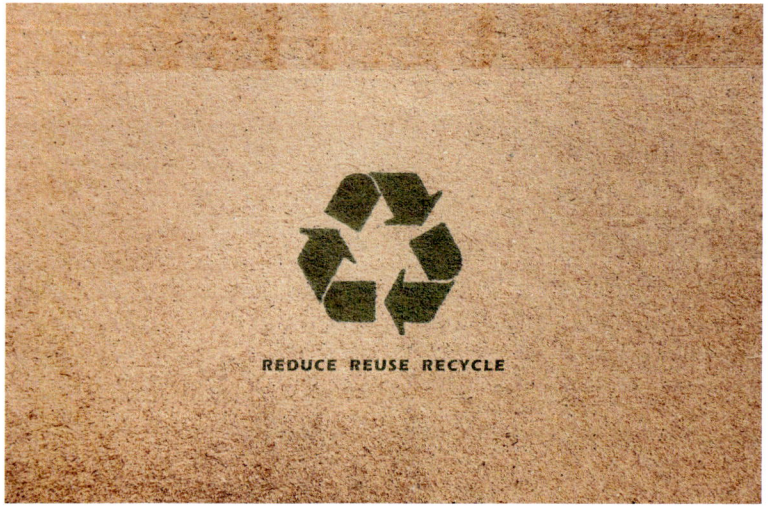

Figura 6.2. El círculo de Möbius: símbolo internacional del reciclaje.

▶ ACTIVIDAD 6.1

En esta actividad vamos a desarrollar varios puntos:

1) Busca en internet un vídeo explicativo de la regla de las 3R. ¿Cómo podemos aplicar esta regla dentro de un comedor escolar?

2) Crea un listado con todos los residuos generados en un comedor escolar.

3) Reducción de residuos: propón medidas concretas para reducir la generación de residuos como, por ejemplo, servir las porciones adecuadas a la edad de los comensales para evitar el desperdicio de alimentos.

4) Reutilización de materiales: piensa y anota varias ideas sobre cómo reutilizar algunos de los residuos generados en el comedor: botellas de plástico, cajas de cartón, cajas de huevos, restos de peladuras de vegetales, botes de cristal y/o de metal vacíos, etcétera.

5) Reciclaje: realiza una pequeña investigación en internet sobre el reciclaje en tu comunidad autónoma y localidad y averigua dónde podemos ir a reciclar, qué tipos de contenedores hay y para qué sirven, entre otros.

Resumen del tema:

- La norma que regula los residuos en España es la Ley 7/2022, de 8 de abril, de residuos y suelos contaminados para una economía circular.

- Se pueden proponer diferentes ideas para reducir la generación de residuos en el comedor escolar como pueden ser la adecuación de raciones según la edad de los comensales, la compra de productos a granel o el consumo responsable de papel de cocina.

- La regla de las 3R tiene como objetivo: reducir, reutilizar y reciclar los residuos que generamos.

6.1. ¿A qué se refiere la Directiva 94/62 relativa a los residuos y envases?

a) Se refiere a los residuos sólidos urbanos generados en la Comunidad Europea.

b) Se refiere a la gestión de los residuos industriales en la Comunidad Europea.

c) Se refiere a todos los envases y residuos de envases puestos en el mercado y generados en la Comunidad Europea.

d) Se refiere a la regulación de los residuos agrícolas en la Comunidad Europea.

6.2. ¿Qué norma regula los residuos en España?

a) Ley 8/2010, de 15 de julio, de Residuos Urbanos.

b) Ley 7/2022, de 8 de abril, de Residuos y Suelos Contaminados.

c) Decreto 256/2015, de 20 de septiembre, de Residuos Industriales.

d) Reglamento Europeo de Residuos 2023/45.

6.3. ¿Qué se recomienda para reducir la cantidad de comida en los comedores escolares?

a) Ofrecer a cada niño la cantidad de alimento adecuada y evitar el desperdicio de alimentos.

b) Servir porciones más grandes para asegurar que los niños no se queden con hambre.

c) Tirar los restos de comida después de cada jornada para mantener la higiene.

d) No prestar atención a las cantidades de comida servida.

6.4. ¿Qué impacto tiene el uso de servilletas de tela en los comedores escolares?

a) Aumenta el consumo de agua.

b) Reduce el impacto ambiental de forma significativa.

c) Genera más residuos de tela para eliminar.

d) No tiene impacto en el medio ambiente.

6.5. ¿Qué beneficio tiene la compra a granel de productos en los comedores escolares?

a) Aumenta el impacto ambiental.

b) Disminuye el impacto ambiental.

c) Aumenta el uso de envases plásticos.

d) No tiene beneficio para el medio ambiente.

6.6. ¿Qué alternativas se proponen para el uso de papel de aluminio y papel film en los comedores escolares?

a) Utilizarlos en grandes cantidades.

b) Utilizar tapas reciclables para tapar las gastronorms.

c) No utilizar ningún tipo de cubierta para los alimentos.

d) Comprar envases desechables para todos los alimentos.

6.7. ¿Cómo se puede reducir el consumo de papel de cocina en los comedores escolares?

a) Utilizándolo en todas las superficies del colegio.

b) Reduciendo su uso exclusivamente al espacio dentro de la propia cocina.

c) Comprando más cantidad para asegurar su disponibilidad.

d) No prestando atención al uso responsable del papel.

6.8. ¿Por qué se recomienda no utilizar las cajas de los proveedores en los comedores escolares?

a) Son muy fáciles de desechar.

b) Son reutilizables y adaptadas a los espacios de los comedores.

c) Ayudan a reducir el impacto ambiental.

d) No influyen en la gestión de residuos del comedor.

6.9. ¿En qué consiste la regla de las 3R en la gestión de residuos?

a) Reciclar, reducir, eliminar.

b) Reducir, reutilizar, reciclar.

c) Reorganizar, rehacer, reciclar.

d) Replantear, redimensionar, reciclar.

6.10. ¿Qué se busca con la aplicación de las 3R?

a) Generar más residuos.

b) Reducir la huella de carbono y cuidar el medio ambiente.

c) Aumentar el gasto económico en gestión de residuos.

d) No influir en la reducción de residuos en la localidad.

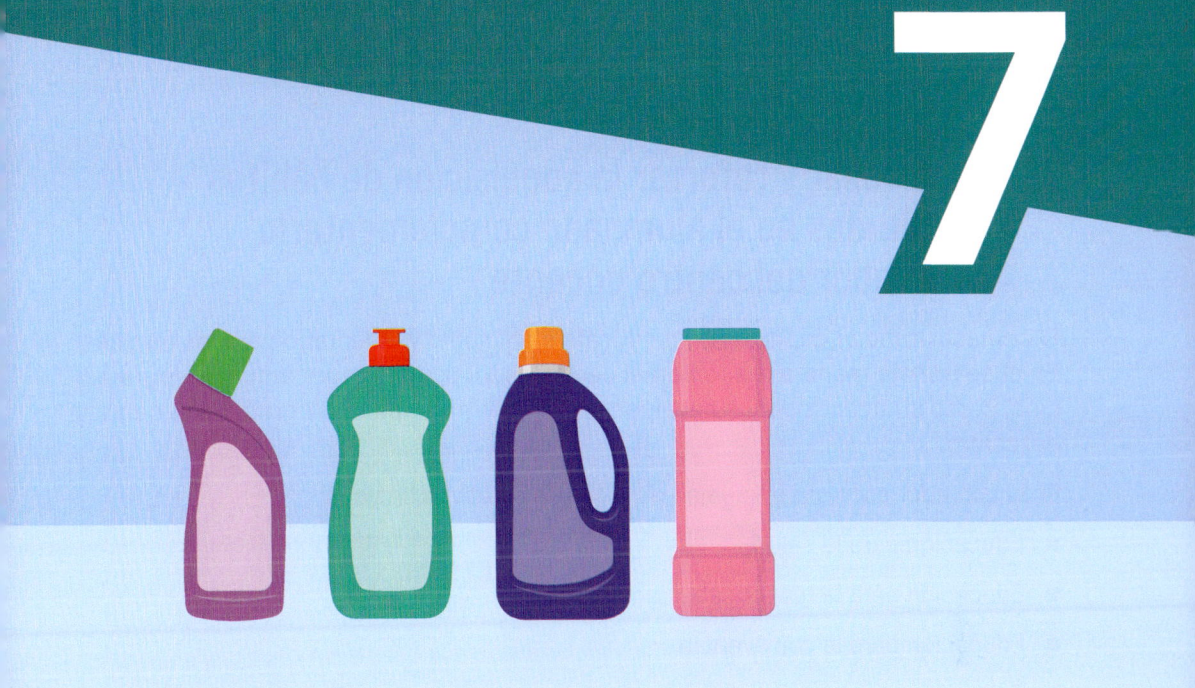

Higiene infantil

Contenido

7.1. Desarrollar y reforzar la adquisición de hábitos y actitudes en el alumnado complementario de la labor del centro docente

El comedor escolar es un servicio educativo adicional y voluntario para las familias. En él se trabaja mano a mano con el centro escolar, por lo que tanto su programación, como su desarrollo y su evaluación forman parte de la programación general del centro.

En el comedor escolar se trabaja sobre cuatro objetivos básicos:

- Educación para la salud.

- Educación para la responsabilidad.

- Educación para la convivencia.

- Educación para el ocio.

En este último punto, nos vamos a centrar en el objetivo de educación para la salud y, de manera concreta, en la parte del desarrollo y la adquisición de hábitos personales de higiene y alimentación poniendo en práctica las normas higiénicas y sanitarias.

Es importante que las familias se impliquen en todas las actividades que se realizan tanto en el colegio como en el comedor escolar, ya que, en nuestro caso, la higiene personal es algo que se debe trabajar tanto en casa como en el colegio. Además, el colegio siempre será ejemplo de una buena higiene, manteniendo sus instalaciones y su mobiliario limpios y en condiciones correctas al igual que las personas que trabajan en él y, en gran medida, las personas que trabajan en el comedor, que deberán mantener unos hábitos estrictos de higiene y que veremos en la última parte de este punto.

7.2. Aseo general

El aseo personal no solo previene infecciones, sino que, además, genera bienestar. Tener una buena higiene personal depende de uno mismo y de las veces que, en casa, se refuerce este aspecto.

Unos buenos hábitos de higiene personal pueden ser:

- Ducha diaria: así se controlan los olores corporales producidos por el sudor. Además, se deberá lavar el pelo con regularidad y prestar especial atención a la posible aparición de piojos tan común en colegios.

- Aseo de uñas tanto de manos como de pies para evitar la presencia de gérmenes y, por tanto, infecciones.

- El cuidado de los ojos va a prevenir enfermedades como la conjuntivitis. Los ojos son muy delicados, por lo que tocarlos con las manos sucias puede generar enfermedades. También es importante disponer de una buena iluminación al estudiar, ya que así la vista se forzará menos.

- Será necesario retirar varias veces al día los mocos. Aunque estos son lubricantes y filtran el aire que entra por la nariz, también contienen partículas y microorganismos que pueden causar enfermedades.

- El aseo de la zona genital es muy importante y debe hacerse a diario para prevenir enfermedades y malos olores.

7.3. Lavado de manos

La mejor barrera para evitar un gran número de enfermedades es la higiene de manos, ya que con ellas se llevan a cabo la gran mayoría de las actividades diarias y esto puede favorecer el transporte de microorganismos que causan enfermedades gastrointestinales u otras como el herpes, entre otras.

Se debe crear en los niños el hábito de lavarse las manos después de ir al baño y antes de comer, tanto en casa como en el comedor escolar.

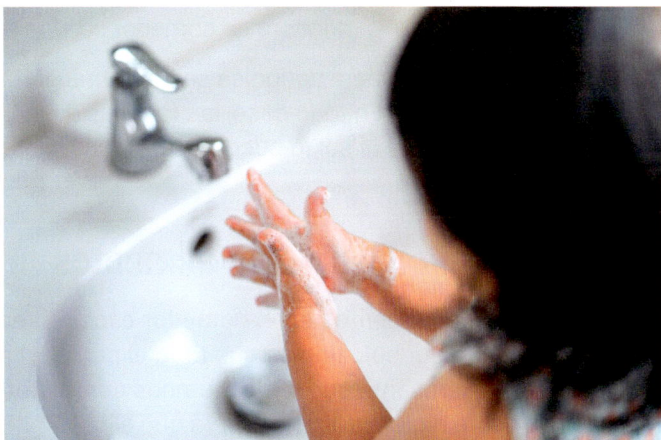

Figura 7.1. Niña lavándose las manos.

7.4. Cepillado de dientes

La higiene bucodental es muy importante, sobre todo en cuanto a los niños se refiere. Esta debería empezar lo más pronto posible para evitar la aparición de caries u otros problemas bucales como el mal aliento.

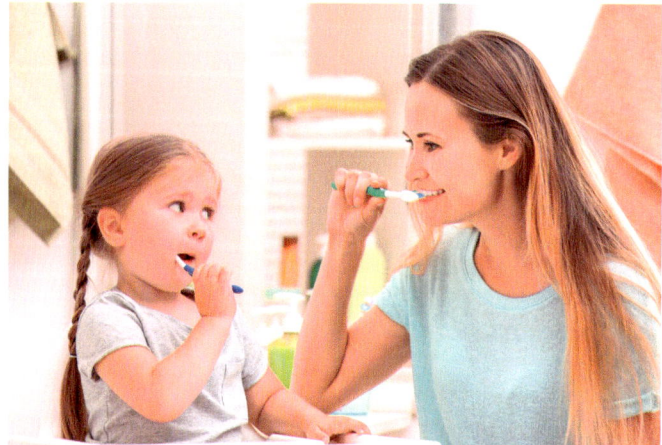

Figura 7.2. Las familias quienes deben dar la importancia que tiene a la salud bucodental y transmitírselo así a sus hijos.

Actualmente, el uso del cepillo de dientes en el comedor escolar no es obligatorio, aunque existen colegios que sí lo tienen implantado. En estos colegios los alumnos llevan su propio cepillo de dientes junto con la pasta en una pequeña bolsa de aseo. Después de comer acuden al baño a lavarse los dientes. Los alumnos de cursos más avanzados son independientes y realizan estas actividades solos. Los más pequeños son ayudados por su monitora y por los alumnos de los cursos más avanzados quienes, de manera rotativa, se encargan de ayudar a la monitora de comedor con los pequeños.

Además, como ya hemos dicho, de manera periódica se impartirán jornadas o charlas de salud bucodental para las familias. En todo caso, las familias deberán, desde casa, enseñar y dar la importancia que tiene la salud bucodental de sus hijos.

7.5. Manipulación en el consumo de alimentos

Para que la manipulación de los alimentos en el comedor escolar sea la correcta, y se eviten contaminaciones, la mejor solución es que todo el personal tenga una buena formación. Además, será interesante que tanto alumnos como profesores tengan también nociones básicas sobre higiene alimentaria, ya que ellos también forman parte del comedor.

En el plan de formación del APPCC de la empresa de comedor se describirán los requisitos y contenidos que se van a poner en marcha para garantizar la formación de todos sus trabajadores. La empresa será la responsable de desarrollar un programa de formación continuada para sus trabajadores. Además, será responsable de la formación inicial del trabajador (en el momento que comienza a trabajar en la empresa) y de la formación complementaria que necesite para asegurar las buenas prácticas en su puesto de trabajo.

© Ediciones Paraninfo

En la correcta manipulación de los alimentos influyen diferentes factores que van desde la higiene personal del trabajador hasta los peligros asociados a unas malas prácticas, pasando por la salud y la vestimenta del trabajador, ya que, uno de los principales focos de contaminación de los alimentos suelen ser los propios trabajadores.

En el Reglamento (CE) 852/2004, de 29 de abril, relativo a la higiene de los productos alimenticios, en su anexo II capítulo VIII, vienen establecidos los requisitos de higiene del personal manipulador de alimentos:

1. *Todas las personas que trabajen en una zona de manipulación de productos alimenticios deberán mantener un elevado grado de limpieza y deberán llevar una vestimenta adecuada, limpia y, en su caso, protectora.*

2. *Las personas que padezcan o sean portadoras de una enfermedad que pueda transmitirse a través de los productos alimenticios, o estén aquejadas, por ejemplo, de heridas infectadas, infecciones cutáneas, llagas o diarrea, no deberán estar autorizadas a manipular los productos alimenticios ni a entrar bajo ningún concepto en zonas de manipulación de productos alimenticios cuando exista riesgo de contaminación directa o indirecta. Toda persona que se halle en tales circunstancias, que esté empleada en una empresa del sector alimentario y que pueda estar en contacto con productos alimenticios, deberá poner inmediatamente en conocimiento del operador de la empresa alimentaria la enfermedad que padece o los síntomas que presenta y, si es posible, también sus causas.*

Los manipuladores de alimentos deben seguir una serie de reglas básicas de higiene, las cuales les ayudan a tener una absoluta limpieza y unos buenos hábitos personales.

■ Manos

El lavado de manos es obligatorio y debe hacerse de manera continua, sobre todo:

— Al comenzar la jornada laboral y cada vez que se interrumpa el trabajo.

— Después de tocar alimentos crudos.

— Antes de manipular alimentos cocinados.

— Después de ir al servicio.

— Después de manipular basuras o desechos de alimentos.

Este lavado se hará con agua caliente y jabón antibacteriano, después, se secará con papel secante.

Las uñas se mantendrán cortas y limpias. No se podrá usar esmalte ni uñas postizas.

El uso de guantes no es obligatorio. En el caso de usarlos, estos mantendrán las condiciones de higiene adecuadas, lo que no excluye al manipulador del lavado de manos las veces que sean necesarias. La AESAN (Agencia Española de Seguridad Alimentaria y Nutrición) hace las siguientes recomendaciones:

1) *Usar guantes solo cuando las características del trabajo o del trabajador así lo requieran. Lo más adecuado es no usar guantes en la manipulación de alimentos y lavar las manos tantas veces como sea necesario.*

2) *En cualquier caso, los guantes deben tener colores que no puedan confundirse con ningún alimento y permitan distinguir cualquier fragmento que se haya desprendido durante su manipulación.*

3) *Antes de usar un guante hay que proceder al lavado y secado de manos, también deben retirarse anillos, relojes, etc., que pueden romperlo y que fijan a la piel partículas que se desprenden del guante.*

4) *Deben cambiarse los guantes para prácticas distintas.*

5) *Después del uso de guantes no desechables se limpiarán estos por las dos caras y se dejarán secar al revés.*

Además, advierten de seguir la siguiente recomendación: *El guante de látex no es adecuado para la práctica alimentaria por el riesgo de originar reacciones alérgicas a los consumidores.*

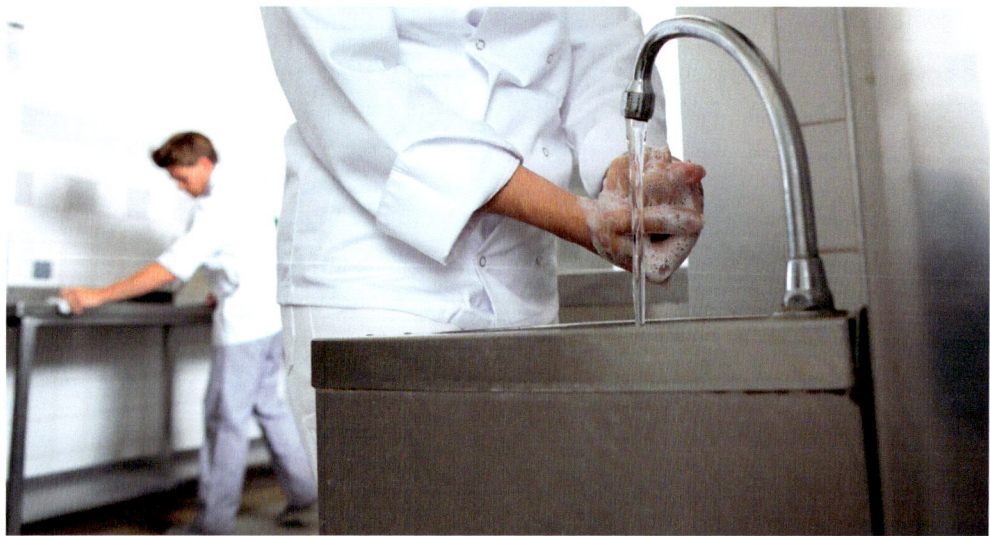

Figura 7.3. El lavado de manos continuo es muy importante para evitar contaminaciones en los alimentos.

■ Nariz, boca y garganta

Cuando nos tocamos la cara, nos sonamos la nariz o tosemos, expulsamos una serie de microorganismos que pueden contaminar el alimento, por lo que se recomienda:

— No toser sobre los alimentos.

— No comer mientras se manipulan alimentos.

— No fumar ni vapear en la sala donde se preparan los alimentos. Siempre se hará en la calle y será obligatorio el lavado de manos a la vuelta.

— No hablar directamente encima de los alimentos.

— No está permitido el uso de maquillaje en general.

— Las cremas o perfumes con olores fuertes tampoco están permitidos por el riesgo de contaminación al alimento.

Por otro lado, debemos destacar que el uso de mascarilla, sin ser obligatorio, sí es recomendable.

■ Pelo

El pelo es uno de los mayores focos de contaminación cuando se trabaja con alimentos, por lo que, de manera obligatoria, deberá llevarse limpio y recogido, además de tapado con un gorro o cubrecabezas que cubra la totalidad del cabello. De esta manera, evitamos tocarnos el pelo.

Esta norma se aplica tanto a mujeres como a hombres. En el caso de que los hombres tengan barba, esta deberá ir también cubierta.

■ Ropa de trabajo

En cuanto a la ropa de trabajo, esta deberá tener una serie de características:

— La ropa será cómoda, de color claro, se mantendrá limpia y será de uso exclusivo en el puesto de trabajo. Esta cubrirá la mayor parte del cuerpo incluido el cuello. El calzado será de uso exclusivo.

— La ropa de calle quedará en el vestuario y colocada en la taquilla correspondiente. Nunca se utilizará para trabajar. Incluido el calzado.

— Cuando se alternan labores de cocina con otras como limpieza o manejo de basuras, se deberá utilizar una ropa diferente, la cual puede ser, por ejemplo, una bata desechable.

Por otro lado, no está permitido usar en la cocina objetos personales tales como relojes, pulseras, collares, anillos, pendientes, etcétera.

Como hemos dicho anteriormente, uno de los principales focos de contaminación de los alimentos suelen ser los propios trabajadores, pero no solo los manipuladores tienen que seguir unas normas de higiene personal. Además, habrá que tener en cuenta una serie de requisitos en la recepción y almacenamiento de los productos alimentarios para evitar su contaminación:

■ Las materias primas se almacenarán aisladas del suelo, tanto en las cámaras (cámaras de refrigeración o de congelación) como en el almacén.

- Las materias primas se almacenarán separadas de los productos elaborados y de aquellos que puedan consumirse sin tratamiento térmico siempre que sea posible.

- Cada vez que se cambie de producto en la cocina del comedor (elaboración del primer plato y después del segundo, por ejemplo), las superficies de trabajo y utensilios se limpiarán y desinfectarán adecuadamente para evitar contaminaciones.

- Todos los alimentos estarán protegidos (tapados) para evitar que los olores se mezclen.

- Dentro del almacén se utilizará un sistema FIFO (*first in first out*: lo primero que entra es lo primero que sale) como forma de estiba de productos, lo que evitará la presencia de productos caducados o con fecha de consumo sobrepasada.

- Las temperaturas de almacenamiento, conservación, transporte y servicio de comidas preparadas y conservadas a temperatura regulada serán: ≤-18 ºC para alimentos congelados, ≤4 ºC para comidas refrigeradas y ≥65 ºC en comidas calientes.

- Se utilizarán abatidores para refrigerar los alimentos que lo necesiten de manera rápida, evitando así la contaminación de los mismos al estar a temperaturas elevadas.

- Se deben controlar las temperaturas de las cámaras de congelación y refrigeración y nunca se superará su capacidad máxima.

- Los alimentos que necesiten ser descongelados se llevarán a temperatura de refrigeración. Todos los alimentos congelados deberán tener anotada su fecha de congelación.

- La limpieza general, la desinfección, desinsectación o barrido de las instalaciones se realizará siempre una vez haya terminado la jornada y no haya presencia de alimentos.

- En las zonas de trabajo no habrá objetos, animales o personal ajenas a la actividad.

- Todos los recipientes, utensilios, etc., que se utilicen en la cocina y estén en contacto con alimentos, deberán cumplir la legislación vigente en cuanto a los materiales en contacto con alimentos. Deberá indicar en su etiquetado «para contacto con alimentos», o el símbolo correspondiente, y deberán ser utilizados según las instrucciones de uso.

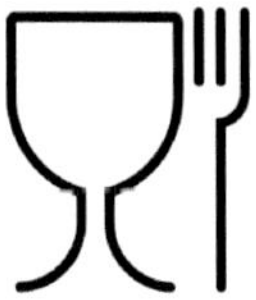

Figura 7.4. Símbolo de material apto para uso en contacto con los alimentos.

▶ **ACTIVIDAD 7.1**

Busca información sobre diferentes casos de alertas alimentarias en comedores escolares y analiza qué fue lo que pudo haber ocurrido en cada situación.

Por último, pero no menos importante, hablaremos de la correcta manipulación de alimentos, tanto en la cocina como en el propio comedor, en el caso de alergias e intolerancias alimentarias, tan comunes actualmente en los comedores escolares.

Las principales alergias que se dan en niños suelen ser a la proteína de la leche, al huevo, al marisco, al pescado, a la soja, a los cacahuetes, al trigo o a los frutos secos (avellanas, almendras, nueces, anacardos, pistachos y nueces de Brasil). En cuanto a las intolerancias alimentarias las más comunes son la intolerancia al gluten o celiaquía y la intolerancia a la lactosa.

Independientemente de que se trate de un caso de alergia o de un caso de intolerancia, tanto en la cocina como en el comedor escolar se procederá de la siguiente manera:

Tanto el personal de cocina como el personal de comedor conocerá quiénes son los alumnos con alergias y/o intolerancias previa autorización escrita de la familia y con la confidencialidad que marca la legislación (Ley Orgánica 3/2018, de 5 de diciembre, de Protección de Datos Personales y garantía de los derechos digitales).

En la cocina y en un lugar que solo sea visible para el personal se colocarán las fichas de identificación de los alumnos con alergias/intolerancias, listado de productos permitidos y prohibidos para cada uno de ellos y el protocolo de actuación frente a una reacción alérgica. Este protocolo deberá estar avalado por un informe médico donde se incluirá el tratamiento pautado y los teléfonos de contacto y/o emergencia.

En el caso de que la comida se elabore en una cocina externa al colegio, esta deberá tener también toda esta información.

Para mantener la seguridad, se nombrará una persona responsable tanto en la cocina como en el comedor que tendrá las siguientes funciones:

- Actualizar la información sobre los alumnos cuando sea necesario.

- Estar en contacto continuo y eficaz con la familia de cada alumno.

- Coordinar y supervisar todas las actuaciones que se lleven a cabo.

En cuanto a la coordinación con las familias, estas recibirán los menús mensuales por escrito y diferenciando los menús con y sin alérgenos con la antelación suficiente por si se necesita introducir algún cambio en ellos.

La familia tiene la obligación de informar de cualquier cambio en la alergia del alumno, especificando y concretando todos los alérgenos que se deben evitar.

En cuanto al trabajo dentro de la cocina existirán, en la medida de lo posible, zonas de uso exclusivo para el almacenamiento y la elaboración de los menús especiales evitando así la contaminación cruzada, además del uso de utensilios exclusivos. Los productos para alumnos con alergias/intolerancias se almacenarán en envases cerrados y etiquetados de manera que se puedan diferenciar del resto (colores, nombre del comensal) y siempre aislados del resto.

Si no fuese posible el uso de utensilios y espacios exclusivos, se extremará la limpieza tanto de utensilios como de equipos y superficies de trabajo para asegurar que no queden restos de alimentos con alérgenos. Se elaborará primero el menú especial y se almacenará en envases cerrados y etiquetados convenientemente.

Finalmente, en el comedor se asignará un lugar fijo al niño con alergias/intolerancias. Este deberá estar alejado de la cocina y en la zona más cercana a los monitores. Su puesto en la mesa puede marcarse con una pegatina, un mantel de distinto color, etcétera.

Habrá un monitor responsable que se encargará del comensal con alergia/intolerancia para evitar mezclas de comidas entre compañeros. Si el monitor fuese sustituido, la persona responsable del comedor deberá designar a una nueva persona e informarle de todos los detalles con la antelación suficiente. Primero se servirá la comida al niño con alergia/intolerancia, en una bandeja individual para evitar que comparta platos ni utensilios con sus compañeros. Nunca se dará un alimento a un niño si se tienen dudas de que pueda o no tomarlo.

Hay que evitar agrupar a los alumnos con alergias/intolerancias, ya que los alimentos que son aptos para algunos son peligrosos para otros, por lo que el riesgo es el mismo que si se sitúan junto a alumnos sin alergias. Además, evitaremos así la estigmatización de los niños.

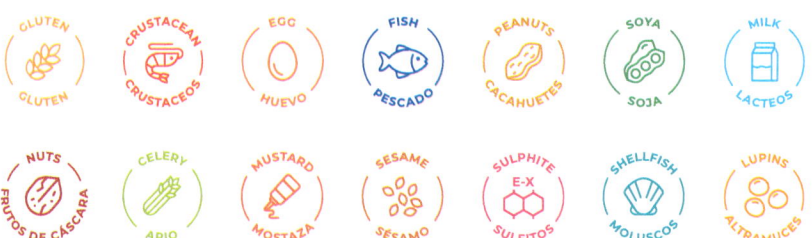

Figura 7.5. Alérgenos de obligada declaración según el Reglamento (UE) nº 1169/2011 del Parlamento Europeo y del Consejo de 25 de octubre de 2011 sobre la información alimentaria facilitada al consumidor.

▶ ACTIVIDAD 7.2

Eres el encargado del comedor de un colegio y la directora te informa de que hay varios niños con alergias e intolerancias en tu grupo, concretamente: un niño con alergia a los frutos secos, otro niño alérgico al pescado, una niña con intolerancia a la lactosa y otra niña más celíaca.

Todos ellos desayunan y comen en el colegio. Diseña una opción de desayuno y otra de comida que sea segura para todos ellos y que cumpla con sus necesidades dietéticas.

Ten en cuenta, además, y anota las medidas que se deben tomar tanto en la cocina como en el propio comedor escolar para el bienestar de estos niños y niñas.

7.6. Anexos

Como ya hemos comentado durante este último punto, la empresa que gestiona el comedor escolar deberá tener un control de la formación de sus trabajadores que se registrará en el plan de formación de la empresa, ahí aparecerá junto al nombre y la identificación de cada trabajador, una relación de la formación que posee, con las fechas de impartición y la duración de cada formación. En este anexo, presentamos un ejemplo de cómo podría ser ese registro. Este registro se completará con una copia de la titulación de todas las formaciones registradas de cada trabajador.

Tabla 7.1. Registro de la formación de los trabajadores de la empresa que gestiona un comedor escolar

EDUCATION ACADEMY	PLAN DE FORMACIÓN DE TRABAJADORES					R01 FORMACIÓN
APELLIDOS Y NOMBRE	**DNI**	**TITULACIÓN**	**ENTIDAD FORMADORA**	**FECHA**	**N. º HORAS FORMACIÓN**	**OBSERVACIONES**
						En cada casilla asociada a cada trabajador se añadirán tantas formaciones como haya recibido dicho trabajador

Tabla 7.2. Registro de las buenas prácticas de elaboración y manipulación de los manipuladores de alimentos

PLAN DE BUENAS PRÁCTICAS DE ELABORACIÓN Y MANIPULACIÓN				R01 MANIPULADORES DE ALIMENTOS
NORMA BPEM	**NOMBRE TRABAJADOR/A**	**APTO**	**NO APTO**	**MEDIDA CORRECTORA**
Correcto lavado de manos				
La ropa es de uso exclusivo y está limpia				
Pelo limpio y recogido correctamente				
Aseo personal				
Uso de maquillaje/uñas pintadas/uñas postizas, etc.				
Uso de anillos, pendientes o joyas en general				
Heridas cubiertas de manera correcta				
Come o fuma en el puesto de trabajo				
Comunica enfermedad en el caso de padecerla				
FECHA/CURSO		RESPONSABLE		
OBSERVACIONES				

De igual manera, para el control por parte de la empresa encargada del comedor escolar de que sus trabajadores cumplen la normativa expuesta en el punto anterior, se pueden crear también registros que nos ayuden a tomar nota y archivar ese control, periódica y aleatoriamente.

Como venimos diciendo hasta ahora en este manual, las tablas aquí presentadas son ejemplos de cómo se podría registrar la información necesaria para la correcta elaboración de un plan APPCC en un comedor escolar.

Resumen del tema:

- En los comedores escolares se trabaja la higiene mediante la adquisición de hábitos higiénicos como son el lavado de manos previo a la comida o el lavado de dientes al finalizar esta.

- Las familias deben estar implicadas en la adquisición de hábitos higiénicos.

- Las personas que trabajan en el comedor escolar han de ser conscientes de que pueden provocar de manera accidental la contaminación de los alimentos poniendo en riesgo a los estudiantes y demás personal del colegio.

- Las manos, las uñas, la piel, la boca, la nariz o el pelo, entre otros, son una fuente de contaminación si no se siguen las medidas higiénicas adecuadas o no se usa la vestimenta de protección apropiada.

- Debemos tener en cuenta las condiciones en las que se recepcionará la materia prima en la cocina del comedor escolar y la forma en la que se almacena para evitar contaminaciones y mantener su calidad.

- Las alergias e intolerancias de los usuarios del comedor escolar deben ser tenidas en cuenta para garantizar al máximo la seguridad y la salud de todos los alumnos.

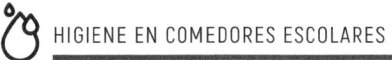
E V A L U A C I Ó N

ACTIVIDADES FINALES

7.1. **¿Cuál es uno de los objetivos básicos en los que se trabaja en el comedor escolar?**

a) Educación artística.

b) Educación para la tecnología.

c) Educación para la responsabilidad.

d) Educación para el deporte.

7.2. **¿Por qué es importante que las familias se impliquen en las actividades del colegio y del comedor escolar?**

a) Porque las familias son responsables de la limpieza del colegio.

b) Porque la higiene personal es algo que se debe trabajar tanto en casa como en el colegio.

c) Porque las familias son las encargadas de organizar las actividades del comedor escolar.

d) Porque las familias deben hacer la comida en casa y llevarla al comedor.

7.3. **¿Cuál es la recomendación en cuanto al aseo de la zona genital para prevenir enfermedades y malos olores?**

a) Realizar el aseo semanalmente.

b) Realizar el aseo a diario.

c) No es necesario realizar aseo de la zona genital.

d) Realizar el aseo solo los fines de semana.

7.4. **¿Qué recomendación se da en cuanto al lavado de manos para evitar enfermedades gastrointestinales?**

a) Lavarse las manos antes de ir al baño.

b) No lavarse las manos después de ir al baño.

c) Lavarse las manos con agua fría.

d) Lavarse las manos antes de comer.

7.5. **¿Por qué es importante mantener una buena higiene bucodental, especialmente en los niños?**

a) Para prevenir enfermedades bucales y mal aliento.

b) Para tener los dientes amarillos.

c) Para no necesitar ir al dentista.

d) Para poder comer muchos dulces.

7.6. **¿Cuál es uno de los requisitos de higiene del personal manipulador de alimentos según el Reglamento (CE) 852/2004?**

a) No es necesario mantener ningún grado de limpieza.

b) Llevar una vestimenta sucia y desprotegida.

c) Mantener un elevado grado de limpieza y llevar una vestimenta adecuada.

d) No avisar si se tiene una enfermedad contagiosa.

7.7. **¿Cuál de las siguientes recomendaciones es correcta en cuanto al lavado de manos de los manipuladores de alimentos?**

a) No es necesario lavarse las manos.

b) Lavarse las manos solo una vez al día.

c) Lavarse las manos con agua fría.

d) Lavarse las manos de manera continua, especialmente antes y después de manipular alimentos.

7.8. **¿Qué se debe hacer en cuanto al pelo cuando se manipulan alimentos?**

a) Dejar el pelo suelto y largo.

b) No importa si el pelo está sucio.

c) Llevar el pelo limpio y recogido, tapando la totalidad del cabello.

d) No es necesario hacer nada en particular con el pelo.

7.9. **¿Por qué es importante mantener una buena higiene personal en la manipulación de alimentos?**

a) Para evitar contaminaciones y enfermedades.

b) Para darle mal sabor a la comida.

c) Para hacer que la comida se conserve por más tiempo.

d) Para tener un aspecto más agradable.

7.10. **¿Por qué es importante llevar a cabo medidas especiales en la manipulación de alimentos para alumnos con alergias e intolerancias?**

a) Para diferenciar a esos alumnos del resto.

b) Para tratar a esos alumnos de manera especial.

c) Para evitar la contaminación cruzada y prevenir reacciones alérgicas.

d) Porque esos alumnos no deben comer en el comedor escolar.

Glosario

- **Alérgenos:** sustancias en los alimentos que pueden causar alergias, como el gluten, la leche o los frutos secos.

- **Análisis microbiológico:** prueba realizada para detectar microorganismos en superficies y alimentos, y garantizar su higiene.

- **APPCC (análisis de peligros y puntos de control crítico):** sistema de control que identifica y previene riesgos en la manipulación de alimentos.

- **Comedor escolar:** espacio dentro de un colegio donde los alumnos comen siguiendo un menú planificado y supervisado para garantizar una alimentación saludable.

- **Contaminación cruzada:** paso de bacterias o sustancias nocivas de un alimento a otro a través de utensilios, superficies o el contacto directo entre alimentos.

- **Contenedores de residuos:** recipientes donde se depositan los desechos, separados según su tipo para facilitar el reciclaje.

- **Control de plagas:** conjunto de medidas para evitar la presencia de insectos y roedores en el comedor y zonas de almacenamiento de alimentos.

- **Desinfección:** eliminación de bacterias y otros microorganismos en superficies, utensilios y equipos para garantizar la higiene.

- **Desinfectante:** producto utilizado para eliminar microorganismos de superficies y utensilios.

- **Desperdicio alimentario:** comida que se tira sin haber sido consumida, lo que supone un problema ambiental y económico.

- **Detergente:** producto de limpieza empleado para eliminar la suciedad y grasa en utensilios y superficies.

- **Equipos de frío:** cámaras frigoríficas y neveras utilizadas para conservar los alimentos en buen estado.

- **Frecuencia de limpieza:** regularidad con la que se deben limpiar las diferentes zonas y utensilios del comedor.

- **Higiene infantil:** conjunto de hábitos y normas que fomentan la limpieza y el cuidado personal de los niños en el comedor escolar, como el lavado de manos y la higiene bucal.

- **Horario de comidas:** tiempo establecido para que los niños coman en el comedor escolar de manera organizada.

- **Limpieza:** eliminación de suciedad y restos de alimentos en superficies, utensilios y equipos para evitar contaminaciones.

- **Mantenimiento correctivo:** reparación de averías en equipos e instalaciones del comedor escolar.

- **Mantenimiento preventivo:** revisión y cuidado de instalaciones y equipos para evitar averías y prolongar su vida útil.

- **Menaje:** conjunto de platos, vasos, cubiertos y bandejas utilizados en el comedor escolar.

- **Menú escolar:** planificación de las comidas que se sirven en el comedor, diseñada para ser equilibrada y adaptada a las necesidades nutricionales de los alumnos.

- **Microorganismos:** seres diminutos como bacterias, virus y hongos que pueden contaminar los alimentos si no se toman medidas adecuadas de higiene.

- **Monitores de comedor:** personas encargadas de vigilar y ayudar a los niños durante la comida, fomentando buenos hábitos alimentarios y de comportamiento.

- **Normativas sanitarias:** reglas que regulan la higiene y seguridad en los comedores escolares.

- **Plagas:** insectos o roedores que pueden transmitir enfermedades si no se controlan adecuadamente en el comedor.

- **Punto crítico:** fase o zona en la manipulación de alimentos donde hay mayor riesgo de contaminación.

- **Residuos:** basura generada en la cocina y el comedor, como restos de comida, envases o aceites usados.

- **Seguridad alimentaria:** conjunto de prácticas que garantizan que los alimentos servidos sean seguros para el consumo.

- **Sostenibilidad:** prácticas que reducen el impacto ambiental, como la gestión eficiente de residuos y el ahorro de recursos en el comedor escolar.

- **Trazabilidad:** seguimiento del origen y proceso de los alimentos para garantizar su seguridad.

- **Zona de almacenamiento:** espacio donde se guardan los alimentos y productos de limpieza, manteniendo condiciones adecuadas de conservación.

Bibliografía

- Armendáriz Sanz, J. L., *Seguridad e higiene en la manipulación de alimentos*, 3.ª edición, Ediciones Paraninfo, S. A., Madrid, 2017.

- García Hurtado, M., *MF0546_1: Higiene general en la industria alimentaria*, 1.ª edición, IC Editorial, Málaga, 2012.

Sitios web

- Guía de comedores escolares y alimentación en los centros educativos de la comunidad autónoma de Aragón, Edita Gobierno de Aragón, 2022: https://www.aragon.es/documents/20127/1650151/GUIA_COMEDORES_ESCOLARES_ARAGON_2022.pdf/e0c5d27d-5def-ce63-1749-c1d0b7eea3f4?t=1647003491700

- Guillén Miralles, M.; Lloret Coloma, C.; Sahuquillo Motilla, J.; Saz Gayubo, S. M., *Guía de aplicación del sistema de autocontrol en comedores escolares*, Edita AERCOV (Asociación empresarial de restauración colectiva de la Comunidad Valenciana), Valencia, 2017: https://www.restauracioncolectiva.com/ana1/Guia_APPCC_AERCOV.pdf

- Laboratorios Araba, *Guía higiénico-sanitaria para la gestión de comedores escolares*, 1.ª edición, Edita Servicio Central de Publicaciones del Gobierno Vasco, Vitoria-Gasteiz, 2003: https://www.euskadi.eus/contenidos/documentacion/inn_doc_otros_ambitos/es_def/adjuntos/salud/940001c_guia_comedores_c.pdf

- Ministerio de Sanidad y Consumo, Agencia Española de Seguridad Alimentaria y Nutrición, Ministerio de Educación, Política Social y Deporte, Centro de investigación y documentación educativa. *Guía de comedores escolares (Programa Perseo) ¡Come sano y muévete!*, edita Ministerio de Sanidad y Consumo, 2008: https://www.sennutricion.org/media/guia08_COMEDOR_ESCOLAR_txt.pdf